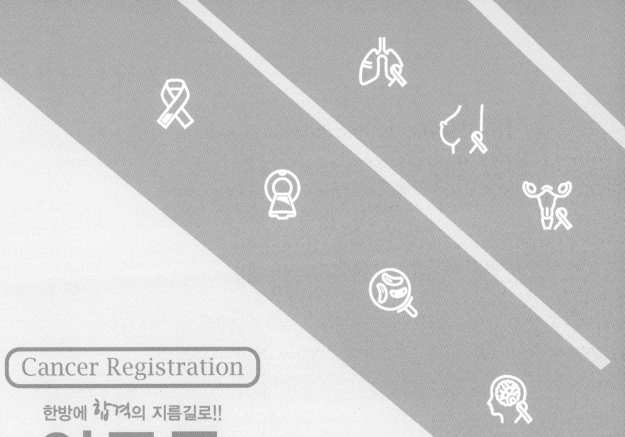

Cancer Registration

한방에 *합격*의 지름길로!!

암등록

필기시험 문제집

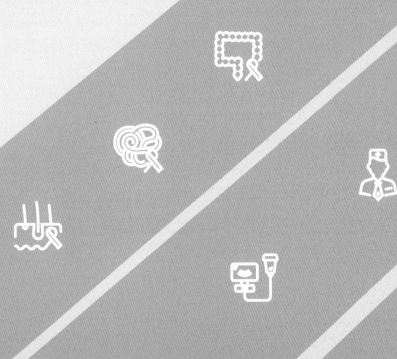

Preface

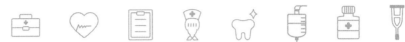

암등록(Cancer registry)

우리나라의 암등록 사업은 보건복지부 사업의 일환으로 1980년부터 수행되고 있으며 1978년 WHO(World Health Organization)의 지원과 보건복지부 주관으로 암관리 워크숍이 개최되었고 보건복지부가 국립의료원에 중앙 암등록본부를 두고 1980년도부터 전국 규모의 암등록 사업을 시작하게 되었다.

국가 암등록 통계사업은 암발생 위험요인과 치료 및 발생에 관련된 자료를 지속적으로 수집 분석하여 생존율, 유병률, 암 발생률 등의 통계를 산출하는 사업으로 국가 암관리 정책을 수립 평가할 수 있다.

보건의료정보관리사 면허 시험에 암등록에 관련된 Chart와 이론이 출시되어 암등록 문제집을 발간하게 되었다.

2021년 6월
저자 씀

Contents

Chapter 01   암등록이란? ··· 4

Chapter 02   암등록 일반적 지침 ·· 12

Chapter 03   암등록 항목별 지침 ·· 24

Chapter 04   ICD-O-3 ··· 40

Chapter 05   요약병기 규칙 ··· 58

Chapter 06   암등록 자료의 질 관리 ····································· 74

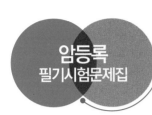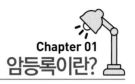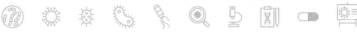

01 암등록에 대한 내용 중 틀린 것은?

① 해당병원에서 암 진단 또는 치료 후 동일 암으로 내원한 경우는 등록하지 않는다.

② 다른 의료기관에서 암 병력을 가진 환자가 동일 암으로 본원을 방문한 경우 완치되지 않았다면 등록한다.

③ 다른 의료기관에서 암 진단 과거력을 가졌지만 본원 방문 이유가 암과 관련없다면 등록하지 않는다.

④ 병원에서 암으로 진단/치료한 입원/외래/환자는 모두 등록하고 응급환자는 등록하지 않는다.

⑤ 중앙 암등록본부의 요청이 있을 경우 환자에 대한 생존 여부를 확인하여 준다.

> **해설** • 병원에서 진단/치료한 입원/외래/응급 환자는 모두 등록한다.
> **정답** ④

02 암등록의 목적이 아닌 것은 무엇인가?

① 치료를 제외한 예방차원의 연구 및 국가보건정책 수립 시 참고자료

② 추적조사를 적용하여 치료 효과를 평가

③ 암환자에 대한 통계 생성시 자료

④ 의학연구 및 교육에 사용

⑤ 병원 경영의 의사결정에 기초 자료원으로서 병원경영 합리화에 기여

> **해설** • 암등록 사업은 치료와 예방차원의 연구 및 국가보건 정책수립 시 참고자료 역할을 한다.
> **정답** ①

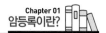

03 다음 중 지역 암등록 사업에 대한 내용이 아닌 것은?

① 발생률 계산이 가능하다.
② 대상 집단의 암의 위험도 측정이 가능하다.
③ 발생이 드문 암 연구자에게 도움이 된다.
④ 장기간의 시간과 많은 비용과 인력이 소요된다.
⑤ 연구에 주된 목적이 있다.

해설 • 3번은 중앙 암등록 사업의 내용이다.
정답 ③

04 암등록 사업의 목적이 틀린 내용은?

① 해당지역의 암 발생률을 산출하고 등록자료를 이용하여 해당지역의 심각성을 알아내기 위하여 한다.
② 향후 필요한 의료진, 병원, 비용 등을 예측하며 암의 발생추세와 집단 발병을 확인하여 암 원인을 규명하는 계기를 제공한다.
③ 새로운 암 예방, 진단, 치료 프로그램의 효과 등을 확인할 수 있다.
④ 특정지역의 암 발생수준을 알아내고 관리하기 위하여 일시적으로 수집한다.
⑤ 암교육 홍보자료로 활용이 가능하다.

해설 • 일시적 수집이 아니고 지속적으로 수집한다.
정답 ④

05 병원 암등록 운영을 위하여 고려되어야 할 요소가 아닌 것은?

① 암환자 정보 구축　　　　　② 추적조사
③ 암등록 자료의 질관리　　　④ 암등록 자료의 공개화 방안 구축
⑤ 암환자 진료평가

해설 • 암등록 자료는 개인정보보호법에 의하여 비밀보장이 되어야 한다.
정답 ④

06 중앙 암등록 사업의 특징 중 바르지 않은 것은?

① 보건복지부 주관의 병원 중심의 암등록 사업이다.

② 일정지역을 대상으로 하며, 가능한 모든 자료를 한곳에 집중시키는 방법이다.

③ 발생이 드문 종류의 암 연구자에게 큰 도움이 된다.

④ 국가적인 암통계의 중추적인 역할을 한다.

⑤ 특수 인구집단의 암에 대한 위험을 쉽게 측정할 수 있다.

해설 • 지역사회 인구집단에 근거하지 않으면 특수인구집단의 암에 대한 위험을 측정할 수 없는 한계점을 가지고 있다.

정답 ⑤

07 국내 암등록 사업의 역사가 순서대로 나열된 것을 고르시오.

> ㄱ. 보건복지부주관의 전국 47개 전공의 수련병원 참가로 암등록 사업 시작
>
> ㄴ. 참여병원을 인턴수련병원까지 확대
>
> ㄷ. 전국 134개 수련병원의 자료로 제22차 연례보고서 발간
>
> ㄹ. 중앙 암등록본부가 국립의료원에서 국립 암센터로 이전
>
> ㅁ. 한국 중앙 암등록본부가 국립의료원서 국립 암센터로 이전

① ㄱ → ㄴ → ㄷ → ㄹ → ㅁ

② ㄱ → ㄴ → ㅁ → ㄷ → ㄹ

③ ㄱ → ㄴ → ㄹ → ㄷ → ㅁ

④ ㄴ → ㄷ → ㄱ → ㄹ → ㅁ

⑤ ㄴ → ㄱ → ㄷ → ㅁ → ㄹ

해설 • ㄱ: 1980년 → ㄴ: 1990년 → ㄹ: 1996년 → ㄷ: 2003년 2월 → ㅁ: 2003년 9월

정답 ③

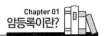

08 암등록 사업에 대한 내용이 틀린 것은?

① 지역에 거주하는 사람들에게서 발생하는 암 정보를 수집하는 것은 지역 암등록 사업이다.

② 지역 암등록 사업에서는 발생률 계산이 가능하다.

③ 각각 암등록 병원으로부터 암등록 자료를 등록받아 보완 수정하고 미비점을 보완하는 것은 중앙 암등록 사업이다.

④ 병원 내원 암환자를 대상으로 정보를 수집하여 관리하는 것은 병원 암등록 사업으로 발생률 계산이 가능하다.

⑤ 2000년 9월 중앙 암등록본부가 국립의료원에서 국립암센터로 이관되었다.

해설 • 병원 암등록 사업은 발생률 계산이 불가능하다.
정답 ④

09 한국 암등록 제도가 처음 시작한 해는 언제인가?

① 1990년   ② 1980년

③ 1988년   ④ 1975년

⑤ 1985년

해설 • 1980년 전국 47개 전공의 수련병원 참가로 암등록 사업이 시작되었다.
정답 ②

10 미국과 한국의 암등록 제도를 주관하는 곳이 바르게 나열된 것은?

① 외과학회/보건복지부 중앙 암등록본부

② 암등록본부/병원협회

③ 중앙 암등록본부/외과학회

④ 외과학회/국립의료원

⑤ 지역암등록본부/국립의료원

정답 ①

11 다음 중 암등록의 목적이 아닌 것은?

① 국가 보건 정책 수립의 참고자료

② 조기 진단

③ 조기치료

④ 국민교육

⑤ 암등록 치료비 지원

 ⑤

12 다음 중 병원 암등록 사업에 대한 내용으로 병원 암등록 사업의 단점은?

① 발생률과 유병률 계산이 불가능하다.

② 치료보다는 연구에 주된 목적을 가진다.

③ 특수인구 집단의 암에 대한 위험을 측정할 수 없다.

④ 병원의 자료 사용 목적에 맞게 다양한 정보의 수집이 가능하다.

⑤ 암관련 정보의 질적수준이 높다.

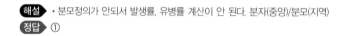

해설 • 분모정의가 안되서 발생률, 유병률 계산이 안 된다. 분자(중앙)/분모(지역)
정답 ①

13 지역 암등록 사업에 관한 설명이다. 옳은 것은?

① 연구보다는 치료에 주된 목적을 가진다.

② 전국을 하나의 대상으로 시행할 경우 신뢰성 평가지표의 수준이 향상된다.

③ 다른 인구집단에 일반화가 가능하여 연구의 자료원으로 사용이 가능하다.

④ 대상집단의 암 위험도와 발생률은 산출이 불가능하다.

⑤ 짧은 시간과 소규모의 인력으로 사업을 할 수 있어 편리하다.

정답 ③

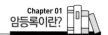

14 다음 중앙 암등록 사업의 내용이 아닌 것은?

① 암 발생건수를 가능한 완전히 한 곳으로 집중한다.
② 발생이 드문 종류의 암 연구자에게 큰 도움이 된다.
③ 사업의 결과 보고서는 1개월 단위로 발표한다.
④ 보건복지부가 주관한다.
⑤ 일종의 병원 중심 암등록 사업이다.

해설 • 사업의 결과 보고서는 1년 단위로 발표한다.
정답 ③

15 어떤 기간 동안에 특정 질환의 새로운 환자수를 무엇이라고 하는가?

① 발생률   ② 유병률
③ 합병증률   ④ 부검률
⑤ 사망률

정답 ①

16 다음 암등록 사업에 대한 내용 중 틀린 것은?

① 지역적으로 한정된 인구집단에서 발생하는 모든 암환자의 기록을 지속적으로
   체계적인 방법으로 수집하는 것이 암등록이다.
② 해당지역의 암 발생 수준을 알아내고 관리할 목적으로 암 발생의 자료를 지속
   적이고 체계적으로 수집하는 것을 암등록이라고 한다.
③ SEER를 이용하여 미국 일부의 암 발생률과 사망률을 추정하였다.
④ SEER를 이용하여 NCI-1973년부터 자료수집을 시작하였다.
⑤ 우리나라의 중앙 암등록은 1980년 7월 47개 전공의 수련병원 참가로 암등록을
   시작하였다.

해설 • 일부가 아닌 미국 전체의 암발생률과 사망률을 SEER을 이용하여 등록하였다.
정답 ③

17 다음 중 지역 암등록 사업의 내용이 아닌 것은?

① 치료보다는 연구에 주된 목적이 있다.

② 다른 지역 의료기관에서 수진을 받아도 확인 할 수 있어야 한다.

③ 암에 대한 자료를 중앙에 모으는 것으로 일정한 지역을 대상으로 한다.

④ 지역사회 암등록 사업의 결과를 다른 인구 집단에 일반화가 가능하여 연구의 자료원으로 사용이 가능하다.

⑤ 등록대상은 특정 주민에서의 신환자이다.

해설 • 3번은 중앙 암등록 사업의 내용이다.

정답 ③

18 중앙 암등록 사업의 연간 DB 구축시 확인하는 내용 중 틀린 내용은?

① 주민번호 오류를 검토해야 한다.

② 초진일이 사망일보다 늦으면 등록한다.

③ 이중 등록인 경우 복수 원발암인지 확인하다.

④ 연령에 따른 Tumor code 불일치를 확인해야 한다.

⑤ 성별에 따른 Morporlogy를 확인해야 한다.

해설 • 초진일이 사망일보다 늦으면 다시 확인해야 한다.

정답 ②

19 다음 지역 암등록 사업의 내용이 아닌 것은?

① 전국을 하나의 대상으로 시행하지 않는다.

② 암등록 환자는 특정 주민에서의 신환 환자이다.

③ 대상 집단의 암의 위험도 측정이 가능하다.

④ 치료에 주된 목적을 가진다.

⑤ 장기간의 시간과 많은 비용이 들어간다.

해설 • 치료보다 연구에 주된 목적이다.

정답 ④

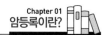

20 지역 암등록 사업에 대한 내용으로 단점에 해당하는 것은?

① 발생률과 유병률 계산이 가능하다.

② 장기간의 시간과 많은 비용과 인력이 소모된다.

③ 특수인구 집단의 암에 대한 위험을 측정할 수 없다.

④ 병원의 자료 사용 목적에 맞게 다양한 정보의 수집이 가능하다.

⑤ 암관련 정보의 질적 수준이 높다.

해설 · 발생률과 유병률 계산이 가능한 것은 지역 암등록 사업의 장점

정답 ②

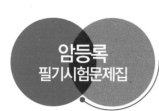
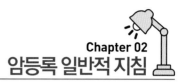
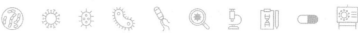
01 암등록소 업무에 관여하는 사람들의 모임으로 암등록소의 목표와 정보공유를 위하여 설립된 협회를 의미하는 것은?

① SEER   ② IARC   ③ C15

④ ENCR   ⑤ NCP

 ②

02 복수원발암의 정의를 만들어 놓은 규칙은?

① SEER   ② IARC/LARCR   ③ C15

④ ENCR   ⑤ NCP

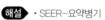
- SEER-요약병기
- C15-IARC에서 발행하는 암통계 자료 책자
- ENCR-유럽의 암등록소
- NCP-일본의 암등록 프로그램

 ②

03 사망과 발생비가 1인 경우의 의미가 옳은 것은 무엇인가?

① 암 발생자수가 과소 등록되었다.

② 사망자수가 많다.

③ 암은 발생하였지만 사망은 안했다.

④ 암 발생인과 사망자수가 일정한 상황이다.

⑤ breast, colon, skin, cervix, testis인 경우의 암에 해당된다.

 ④

04 암환자 색출을 위한 자료원이 아닌 것은?

① 응급실 기록지
② 핵의학실
③ 부검기록지
④ 병리기록지
⑤ 의무기록부서

정답 ①

05 국가간 인종간 지역간에 서로 다른 시간대에 암등록 자료를 보려고 하는 것을 무엇이라고
하는가?

① 비교성   ② 완벽성
③ 일관성   ④ 타당성
⑤ 일치성

해설 • 완벽성: 완벽하게 등록하는 것
       • 타당성: 특정한 특성(암 부위, 연령 등)을 가진 것으로 등록된 환자가 실제로 그 특성을 가지고 있는 정도
정답 ①

06 암등록 자료색출 내용으로 틀린 것은?

① 병원에서 진단, 치료한 입원 암환자 모두 등록
② 병원에서 진단, 치료한 응급 암환자 모두 등록
③ 병원에서 진단, 치료한 외래 암환자 모두 등록
④ 해당 병원에서 암으로 진단 혹은 치료받아 암등록 된 후 다시 동일암으로 방문
      하는 경우 모두 등록
⑤ 병원에서 진단 후 사망한 환자 모두 등록

정답 ④

07 다음 내용 중 틀린 것은?

① 서로 다른 인구집단 및 서로 다른 시간대에 따라 자료를 비교할 수 있어야 하는 것은 비교성을 의미한다.

② 동일인에게 하나 이상의 새로운 암이 발생하는 경우 복수 원발암이라고 하며 한 장기, 한 쌍의 장기, 조직의 암은 하나로 간주한다.

③ 부검률의 변화는 암의 발생률에 영향을 미치지 않는다.

④ 특정한 특성(암부위, 연령)을 가진 것으로 등록된 환자가 실제로 특성을 가지고 있는 정도는 타당성을 의미한다.

⑤ 조직학적으로 확진되어 등록된 암의 퍼센트율을 조직학적 확진이라고 하며 타당성 지표가 된다.

해설 • 부검률의 변화는 암의 발생률에 영향을 미친다.
정답 ③

08 암등록의 방법으로 옳지 못한 것은?

① 등록병원은 해당년도의 내원환자 중 조직학적, 임상적으로 처음 진단된 종양 중 Morphology section 내의 형태 코드가 /2, /3인 종양은 반드시 등록한다.

② 본원에서 암으로 진단, 치료 받은 과거력이 있는 환자가 다시 동일암으로 방문한 경우 등록하지 않는다.

③ 다른 의료기관에서 암으로 진료받은 과거력이 있는 환자가 동일암으로 본원을 방문한 경우 등록하여야 한다.

④ 다른 의료기관에서 암으로 진료받은 과거력이 있는 환자가 현재 본원을 방문한 이유가 암과 관계가 없어도 등록한다.

⑤ 중앙 암등록본부에서는 해당 병원의 요청 시 해당병원에서 등록한 환자의 사망, 생존 여부를 통계청의 사망자료와 연결하여 확인해 주어야 한다.

해설 • 다른 의료기관에서 등록이 되었고, 본원은 암과 관계없는 질병으로 방문한 경우 등록하지 않는다.
정답 ④

09 다음 중 암환자의 확정 시 가장 우선시 되는 자료는 무엇인가?

① 방사선검사지   ② 협의기록지

③ 병리검사 보고서   ④ 수술기록지

⑤ 퇴원기록지

> **해설** · 병리검사 보고서(Pathology report)는 모든 수술과 조직검사 후 작성되는 기록지이다. 병리의사가 육안적 검사, 현미경적 검사의 결과를 모두 기록한다.
>
> **정답** ③

10 DCO%가 높아지면 비율이 낮게 되는 것은?

① HV%   ② MV%

③ PSU%   ④ DCO%

⑤ Age Unknown

> **해설** · HV%는 조직학적으로 암을 확진한 경우를 의미함
>
> **정답** ①

11 다음 중 암등록 원칙의 내용이 틀린 것은?

① 조직학적 진단명의 형태코드가 병리의사에 의하여 /2, /3으로 확인되면 등록한다.

② 형태코드 /6과 /9는 암등록 하지 않는다.

③ 다중원발암은 원발부위 개수와 동일하게 암등록을 한다.

④ 형태코드가 /0과 /1인 종양을 병리학자가 /2 또는 /3으로 확인이 되면 암등록은 하지 않는다.

⑤ 본원에서 암으로 치료받아 암등록 환자가 동일암으로 본원을 방문하면 암등록을 하지 않는다.

> **해설** · 4번은 암등록한다.
>
> **정답** ④

12 특정한 특성(암 부위, 연령 등)을 가진 것으로 등록된 환자가 실제로 그 특성을 가지고 있는 정도를 말하는 것은?

① 비교성   ② 완벽성   ③ 일관성

④ 타당성   ⑤ 일치성

정답 ④

13 현미경적 방법으로 암을 확진하는 퍼센트율을 무엇이라고 하는가?

① HV   ② MV   ③ PSU%

④ DCO   ⑤ DCN

정답 ②

14 암등록 본부에는 자료가 없지만 생존기간 동안 등록되지 않은 암 환자를 발견한 역할을 하는 것은?

① 병리기록지   ② 사망진단서

③ 간호기록지   ④ 응급실 기록지

⑤ 퇴원요약지

정답 ②

15 암등록 사업 시 정보수집 대상 자료가 아닌 것은?

① 퇴원기록 및 외래기록   ② 병리보고서

③ 의사별 색인   ④ 질병색인

⑤ 부검보고서

해설 · 의사별 색인은 의사들이 치료한 환자들을 의사명으로 정리한 것이다.

정답 ③

16 암등록을 하지 않아도 되는 항목은 무엇인가?

① 나이

② 사업자번호

③ 직업분류

④ 초진일

⑤ 원발부위

정답 ②

17 사망과 발생비가 1보다 적은 경우의 의미가 옳은 것은 무엇인가?

① 암 발생자수가 과소 등록되었다.

② 사망자수가 많다.

③ 암은 발생하였지만 사망은 안했다.

④ 암 발생인과 사망자수가 일정한 상황이다.

⑤ breast, colon, skin, cervix, testis인 경우의 암에 해당된다.

해설 · 사망과 발생비가 1보다 적은 경우는 예후가 좋은 암인 경우를 의미한다.

정답 ⑤

18 다음 암등록에 대한 내용이 틀린 것은?

① 암의 조직학적 행동 양식이 /2, /3인 환자는 등록한다.

② 다중 원발암은 원발부위수와 동일하게 등록한다.

③ 다른 의료기관에서 암으로 진료받은 과거력이 있는 환자가 다시 동일한 암으로 방문한 경우에는 다른 의료기관에서 등록하였으므로 등록하지 않는다.

④ 본원에서 암으로 진단 혹은 치료받은 과거력이 있는 환자가 다시 동일 암으로 본원을 방문하면 등록하지 않는다.

⑤ 진단 방법이 8(부검진단)이면 사망일을 게재하는 것을 고려해야 한다.

해설 · 다른 의료기관에서 암으로 진료받은 과거력이 있는 환자가 다시 동일한 암으로 방문한 경우에는 본원을 방문한 것은 처음이므로 등록한다.

정답 ③

19 PSU%가 0에 가깝다는 것은 무엇을 의미하는가?

① 암 발생자수가 과소 등록되었다.

② 사망자수가 많다.

③ 암은 발생하였지만 사망은 안했다.

④ 암 발생인과 사망자수가 일정한 상황이다.

⑤ 암등록 방법에 문제가 있다.

해설 • PSU=Primary site unknow
정답 ⑤

20 특정 시점에 암으로 새로 진단받은 사람이 얼마인가를 보면서 암등록사업을 하는데 사용하는 것을 무엇이라고 하는가?

① 합병증률   ② 발생률

③ 유병률   ④ 후유증

⑤ 초진환자률

해설 • 유병률: 특정 시점에 질병이 발생한 비율
정답 ③

21 다음 중 WHO 산하 국제 암 연구소는?

① IARC   ② ENCR

③ NPCR   ④ C15

⑤ SEER

해설 • ENCR은 유럽암등록 C15는 국제암 연구소에서 발행하는 잡지
정답 ①

22 암환자 색출을 위한 자료원이 아닌 것은?

① 응급실 기록지

② 간호기록지

③ 사망진단서

④ 혈액검사보고서

⑤ 세포검사보고서

 ①

23 다음 중 비교성에 영향을 미치는 요인이 아닌 것은?

① 분류, 코드화   ② 발생부위

③ 조직학적 확진   ④ 암발생일

⑤ 사망자료

해설 • 비교성이란 서로 다른 인구집단과 서로 다른 시간대에 따라 자료를 비교할 수 있어야 한다. 그러므로 암진단을 내린 발생일이 언제냐? 인종간 국가간 발생부위나 사망자료에 의하여 국가간 인종간 비교가 된다.

정답 ③

24 다음 중 암이 과소 등록될 수 있는 원인이 아닌 것은?

① 암이 치명적이지 않았다.

② 암환자였지만 암으로 인한 사망이 아니고 다른 원인으로 사망함

③ 환자의 사망원인 신고가 잘못되었다.

④ 암의 발견이 지연되었다.

⑤ 암등록소에서 사망진단서를 이용한다.

해설 • 사망진단서를 이용하면 암이 과소 등록이 되는 경우를 방지할 수 있고 사망진단서를 이용할 수 없는 경우에 과소 등록이 된다.

정답 ⑤

25　보기에서 설명하는 기관은?

> 1965년 WHO의 암연구 전문기관으로 World Health Assembly에 의해 설립되었
> 다. 우리나라는 2006년 회원국으로 가입하여 국제암 연구활동에 착수하였다.

① IARC　　　　　② IACR　　　　　③ ATRI
④ ARTI　　　　　⑤ NCCI

해설 • IARC＝International Agency for Fesearch on Cancer /국제암연구소
정답 ①

26　보기에서 설명하는 책자 명칭은?

> IARC에서 매 5년 발간하고 있는 책자로서, 아시아 국가 중에서는 일본, 인도, 중국,
> 태국, 필리핀, 이스라엘, 홍콩, 싱가포르, 쿠웨이트 전역 등의 9개국 20개 지역의 암
> 발생 통계가 수록되어 있다. 한편 1997년 발간된 제 7집에는 우리나라에서 유일하
> 게 강화군 암등록사업 자료가 수록되었고 2002년 발간된 제 8 집에는 서울, 부산,
> 대구의 암등록사업 자료가 실리게 되어 우리나라 지역 암등록 사업도 국제적인 공
> 인을 받는 지역이 점차 늘어나고 있다.

① Cancer Incidence in one Continents
② Cancer Incidence in two Continents
③ Cancer Incidence in three Continents
④ Cancer Incidence in four Continents
⑤ Cancer Incidence in Five Continents

정답 ⑤

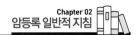
27 타당성 지표로 사용할 수 있는 것은?

① HV% ② MV% ③ PSU%

④ DCO% ⑤ Age Unknown

정답 ①

28 보기에서 설명하는 기관은?

> 1976년 미국에서 조직된 비영리 전문조직으로 설립 목적은 암등록사에 대한 교육의 표준을 만들고 회원들에게 가장 최신의 암 진단, 치료방법과 암 발생 및 생존에 대한 최근 동향을 알려주는데 있다.

① National Cancer Registrars Association

② The North American Association of Central Cancer Registries

③ Europe Network of Cancer Registries

④ International Agency for Research on Cancer

⑤ International Association of Cancer Registries

해설 • NCRA=미국 암등록사업 협회
정답 ①

29 암등록 자료의 질 관리와 통계자료의 설명으로 틀린 것은?

① HV%는 조직학적인 확진이다.

② MV%는 조직생검과 세포학 확진이다.

③ DCO%는 많을수록 자료의 질이 좋아진다.

④ PSU%는 원발 부위를 모르는 암환자의 퍼센트율이다.

⑤ HV%가 높다는 것은 너무 병리검사실에 의존하게 되어 다른 방법으로 암으로 진단되는 환자를 놓칠 수 있다는 것을 의미한다.

해설 • DCO%가 높은 것은 사망진단서로 암을 확진한 비율이 높다는 것으로 자료의 질이 나쁘다는 것을 의미한다.
정답 ③

30 조직학적으로 확진되어 등록된 암의 퍼센트율을 무엇이라고 하는가?

① HV%   ② MV %

③ PSU%   ④ DCO%

⑤ DCN%

정답 ①

31 다음 중 발생률 산출에 필요한 자료 항목이 아닌 것은?

① 성

② 나이, 생일, 초진일

③ 원발부위

④ 조직학적 형태

⑤ 수술방법

정답 ⑤

암등록
필기시험문제집

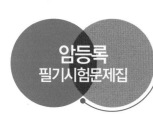
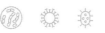

01 종양 조직을 열에 손상하여 종양에 혈류가 적어 온도 상승이 용이하여 방사선 효과를 증강하는 치료방법은?

① 온열요법   ② 유전자 치료   ③ 방사선 치료

④ 호르몬 요법   ⑤ 기타 치료

해설 • 온열요법은 열을 암 덩어리에 국소 가열하여 항암제의 치료 효과를 높이는 역할을 한다.
정답 ①

02 다음 중 암 수술 원칙이 틀린 것은?

① 천천히 자라는 암은 수술로 치료한다.

② 확실한 암 제거를 위하여 암 주위 정상조직까지 제거한다.

③ 종양 주위 림프절은 제거하지 않는다.

④ 재건 또는 재활을 고려한 암수술이어야 한다.

⑤ 첫 수술을 할 때는 광범위 절제술을 한다.

해설 • 확실한 암 제거를 위하여 종양 주위 림프절까지 제거해야 한다.
정답 ③

03 화학적 치료에 해당하는 것은?

① 구토방지제   ② 통증완화제   ③ 국소치료제

④ 호르몬 치료   ⑤ bleomycin

해설 • 화학적 치료에 해당하는 것은 actinomycin D, bleomycin 등이 있고 1번에서 4번은 화학적 치료 방법에 속하지 않는다.
정답 ⑤

04 암을 치료하는 방법 중 국소요법이라고 하는 것은?

① 수술   ② 호르몬 요법   ③ 면역 요법

④ 유전자 치료   ⑤ 항암요법

해설 • 국소요법에는 수술과 방사선 요법이 있다.
정답 ①

05 전립선 암에 사용하는 종양표지자 검사는?

① ferritin   ② PSA   ③ AFP

④ CA-19-9   ⑤ CEA

해설 • 1번-수치가 증가하면 호지킨, 백혈병, 림프 증식성 질환
      • 3번-태아 단백질로 수치가 높으면 간질환이나 난소, 고환암
      • 4번-소화기 암
      • 5번-직장, 결장암, 소화기, 난소, 췌장암, 폐암
정답 ②

06 인공관절 수술을 한 경우 해당되는 수술은 무엇인가?

① 완치적 수술   ② 병기결정 수술   ③ 재건 수술

④ 증상완화 수술   ⑤ 조직생검 수술

정답 ③

07 다음 중 수술로 간주되지 않는 외과적 수술은 무엇인가?

① Electrocautery   ② Cryosurgery

③ Exploratory laparotomy   ④ Laser surgery

⑤ Photodynamic therapy

해설 • 진단적 개복술은 수술로 간주되지 않는 외과적 수술로서 진단을 내리기 위해 또는 질병의 범위를 결정하기
      위해 시행하는 '진단개복술'이다.
정답 ③

08 다음 중 암등록 항목 지침에 대한 내용이 틀린 것은?

> 가. 이름은 환자 개인 식별을 위하여 필요한 정보이며 빈칸없이 모두 붙여서 입력한다.
>
> 나. 퇴원 후 집에서 사망하거나 다른 병원에서 진단과 치료를 받은 환자가 본원에서 사망을 하면 암등록 대상이므로 사망일을 포함하여 자료를 등록한다.
>
> 다. 진단 방법은 비현미경적 검사와 현미경적 검사를 한 경우 현미경적 검사를 등록한다.
>
> 라. 나이는 초진일 - 생년월일로 계산된다.
>
> 마. 초진일은 종양이 처음 발생한 날짜로 의료기관을 처음 방문한 날짜로 간주한다.
>
> 바. 주민번호 첫번째 자리는 초진 연도-나이를 계산하여 입력한다.
>
> 사. 생존기간은 생년월일에서 사망년월일로 계산한다.

① 가, 나   ② 다, 라   ③ 나, 다

④ 마, 바   ⑤ 사

해설 • 생존기간은 사망년월일−초진일을 하면 생존기간이 계산이 된다.

정답 ⑤

09 다음 중 외국인에 대한 내용이 잘못 된 것은?

① 대한민국 국적을 가지고 있지 아니한 자를 의미한다.

② 대한민국 국민이 외국 국적을 취득한 날부터 의미한다.

③ 60일 이상 체류할 목적으로 들어오는 경우에는 외국인 번호를 부여받아야 한다.

④ 외국인이 법무부 산하 출입국 관리사무소에서 외국인 등록을 하면 부여해주는 번호가 외국인 등록번호가 된다.

⑤ 외국인 등록번호 체계는 0000=abcdefg로 처리된다.

해설 • 60일이 아니라 90일 임

정답 ③

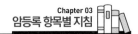

10 다음 중 암등록 시 진단 방법에 관한 설명이다. 틀린 것은?

① 1=임상진단으로 나온 것으로, 어떠한 검사 없이 과거력과 의사 진찰만으로 내려진 경우

② 2=임상병력과 진찰에 기초를 두고 스캔, 초음파, 영상기법으로 내려진 경우

③ 3=수술이나 부검 이후 조직검사로서 내려진 경우

④ 4=특수 생화학적 또는 면역학적 검사로 인해 내려진 경우

⑤ 5=세포학적 또는 혈액학적 검사로서 현미경으로 검사하여 내려진 경우

해설 • 조직검사가 없이 진단적 수술이나 부검으로 육안이나 촉진 등으로 진단 내려진 경우이다.

정답 ③

11 암으로 통로가 막힌 경우 통로를 확보하여 주거나 약으로 통증 조절이 안되는 경우 신경 경로를 끊어주는 암 수술은 무엇인가?

① 완치적 수술

② 병기결정 수술

③ 재건 수술

④ 증상완화 수술

⑤ 조직생검 수술

정답 ④

12 oophorectomy, orchiectomy를 시행하여 치료해주는 방법은?

① 국소치료   ② 호르몬 치료

③ 원격치료   ④ 근접치료

⑤ 면역치료

해설 • 호르몬 치료는 내분비선을 외과적으로 제거해주는 방법이다.

정답 ②

13 초진 연월일과 사망 연월일로 알 수 있는 정보는?

① 생존기간　　　　② 사망일　　　　③ 출생연대

④ 나이　　　　　　⑤ 본원 내원일

> 해설 • 나이는 암으로 진단받은 나이로 생년월일을 입력한 이후에 초진일을 입력하면 암으로 진단받은 나이가 계산이 된다.
> 정답 ①

14 다음 중 수술로 간주되는 경우는?

① Bypass Surgery　　　　② Exploratory laparotomy

③ 통증완화 수술　　　　　④ electrocautery

⑤ Orchiectomy

> 해설 • 전기소작술은 수술로 간주한다.
> 정답 ④

15 다음 중 수술로 간주되는 경우는?

① thoracotomy　　　　② thoracentesis

③ paracentesis admominis　　　　④ photodynamic therapy

⑤ bypass surgery

> 정답 ④

16 다음 중 현미경적 검사가 아닌 것은?

① sputum　　　　② fine needle aspiration

③ urinary sediment　　　　④ mammography

⑤ trachea washing

> 해설 • 유방조영술은 비현미경적 검사이다.
> 정답 ④

17 암등록 항목에 대한 내용이 틀린 것은?

① 외국인 등록환자도 등록해야 한다.

② 행려 등록환자를 표시해야 한다.

③ 의무기록사 면허 번호를 기록한다.

④ 전이부위가 있는 등록환자는 전이부위를 표시하지 않는다.

⑤ 퇴직이나 무직인 환자는 이전 직업중 가장 오랜 기간 일한 직업을 선택한다.

해설 • 전이부위가 있는 등록환자는 전이부위를 표시해야 한다.

정답 ④

18 다음 중 초진일에 대한 정의가 다른 것은?

① 암 진단을 받은 처음 발생일을 초진일이라고 한다.

② 의무기록에 진료의뢰서, 조직검사결과지, CT, MRI 결과지 등에 진단기록이 서류형식으로 부착되어 있을 때 타의료기관의 초진일을 초진일로 간주한다.

③ 타 의료기관에서 암으로 진단받은 과거력과 진단날짜를 의사가 써 놓은 경우에는 초진일로 간주한다.

④ 타 의료기관의 진단 시기나 치료 시기는 기재되어 있지만 우리병원에서 암으로 진단받은 날짜를 초진일로 간주한다.

⑤ 해당암으로 치료받은 과거력과 치료 시기를 의무기록에 써 놓은 경우에 초진일로 간주한다.

해설 • 타 의료기관의 진단 시기나 치료 시기는 기재되어 있는 경우에는 진료시기중 가장 빠른 날짜로 간주되는 날짜를 초진일로 기재한다.

정답 ④

19 AFP 검사를 한 경우 암등록하는 진단 방법은?

① 암 진단 방법 1번　　② 암 진단 방법 2번　　③ 암 진단 방법 3번

④ 암 진단 방법 4번　　⑤ 암 진단 방법 6번

해설 • 종양표지자 검사는 4번으로 등록한다.

정답 ④

20 보기에서 설명하는 암 수술은 무엇인가?

> 많은 종양을 제거하고 주위림프조직, 정상조직 일부를 제거하며 종양이 너무 큰 경
> 우 크기를 줄이는 감소수술 후에 방사선 치료 또는 항암요법의 부담을 최소화 해주
> 는 수술이다.

① 완치적 수술
② 병기결정 수술
③ 재건 수술
④ 증상완화 수술
⑤ 조직생검 수술

정답 ①

21 항암요법에 대한 내용이 틀린 것은?

① 약을 사용하여 암세포를 줄이는 치료법이며 근육주사 또는 정맥주사로 체내주
　입을 할 수 있다.
② 전이성 종양환자를 대상으로 암의 완치 조절 증상완화를 목표로 실시하는 것을
　고식적 항암요법이라고 한다.
③ 원발병소를 제거하고 치료목적의 방사선 치료 시행 후 투여하는 화학요법을 선
　행화학요법이라고 한다.
④ 암의 완치나 암을 조절하고 환자증상을 조절하는 것을 항암요법의 목표로 하며
　수술 후 남아있는 지 모르는 암세포를 죽이기 위해 치료를 한다.
⑤ 국소적 치료 후 미세하게 남을 수 있는 암세포는 항암요법으로 치료할 수 있다.

해설 • 원발병소를 제거하고 치료 목적의 방사선 치료 시행 후 투여하는 화학요법은 보조화학요법이라고 한다.
정답 ③

22 선형가속기를 이용하여 만든 고에너지의 엑스선이나 전자선이 환자의 피부를 통과해서 몸 내부에 있는 종양까지 도달하여 암세포를 죽이는 방법을 사용하는 치료방법은?

① 국소치료
② 호르몬 치료
③ 원격치료
④ 근접치료
⑤ 면역치료

정답 ③

23 간암을 나타내주는 종양표지자는?

① ferritin
② PSA
③ AFP
④ CA-19-9
⑤ CEA

해설 • 1번-수치가 증가하면 호지킨, 백혈병, 림프증식성 질환
• 3번-태아 단백질로 수치가 높으면 간질환이나 난소, 고환암
• 4번-소화기 암
• 5번-직장, 결장암, 소화기, 난소, 췌장암, 폐암
정답 ③

24 최종 진단 방법을 결정하는 적용 규칙이 틀린 것은?

① 현미경적 검사가 비현미경적 검사보다 우선권을 가진다.
② 비현미경적 방법을 중복 시행한 경우 비현미경적 검사 중 가장 높은 번호를 준다.
③ 원발부위 생검이나 외과적 절제시 얻은 조직을 현미경 검사로 진단한 경우에는 7번으로 등록한다.
④ 수술이나 부검 중 육안이나 촉진으로 진단한 경우에는 4번으로 등록한다.
⑤ 조직이 아닌 세포나 혈액을 현미경으로 검사하여 진단한 경우에는 5번으로 등록한다.

해설 • 수술이나 부검 중 육안이나 촉진으로 진단한 경우에는 3번으로 등록한다.
정답 ④

25 악성 흑색종의 BCG를 국소 주입해주는 요법에 해당하는 치료방법은?

① 국소치료   ② 호르몬 치료   ③ 원격치료

④ 근접치료   ⑤ 면역치료

> **해설** ▸ 면역치료는 면역기능을 회복시켜주는 요법이다.
> **정답** ⑤

26 암등록 항목에 대한 내용으로 틀린 것은?

① 주민번호가 정확하게 입력되어야 연령과 성별이 자동 계산된다.

② 행려 환자는 등록번호를 입력하고 외국인은 외국인 등록번호를 등록한다.

③ 무직인 환자는 이전 직업 중 가장 오랜 기간 일한 직업을 입력한다.

④ 외국인 환자도 등록을 한다.

⑤ 초진일은 병원에 처음 내원한 일자를 입력한다.

> **해설** ▸ 초진일은 종양이 발생한 날짜이다.
> **정답** ⑤

27 환자의 암을 제거하여 주는 수술에 해당하는 치료 방법은?

① 국소치료   ② 호르몬 치료   ③ 원격치료

④ 근접치료   ⑤ 면역치료

> **정답** ①

28 초진연월일에서 생년월일을 빼면 구할 수 있는 것은?

① 생존기간   ② 사망일   ③ 출생연대

④ 나이   ⑤ 본원 내원일

> **해설** ▸ 나이는 암으로 진단받은 나이로 생년월일을 입력한 이후에 초진일을 입력하면 암으로 진단받은 나이가 계산이 된다.
> **정답** ④

29 암 치료 시 치료 방법의 처치코드 순서가 올바른 것은?

① 수술 - 화학요법 - 방사선치료 - 면역 요법 - 호르몬요법

② 방사선치료 - 화학요법 - 수술 - 면역 요법 - 호르몬요법

③ 호르몬요법 - 방사선치료 - 화학요법 - 면역 요법 - 수술

④ 면역 요법 - 호르몬요법 - 방사선치료 - 화학요법 - 수술

⑤ 화학요법 - 방사선치료 - 수술 - 면역 요법 - 호르몬요법

해설 • 만약, 아무런 치료도 하지 않았다면 00000, 모두 시행 하였다면 11111표시

정답 ①

30 해당병원에서 Radiotherapy을 받기 위해 내원한 경우 등록하는 진단 방법은?

① 암 진단 방법 1번   ② 암 진단 방법 2번

③ 암 진단 방법 3번   ④ 암 진단 방법 4번

⑤ 암 진단 방법 6번

정답 ①

31 2001년 10월경에 우연히 Local에서 정기검진을 받다가 10월 10일 정기검진결과를 의사 선생님이 보고 Local에서 큰 병원을 가보라고 권유하여 11월 1일 본원을 방문하였다. 다음의 내용에서 초진일에 해당되는 것은?

① 2001년 10월경

② 2001년 10월 10일

③ 2001년 11월 1일

④ 2001년 11월

⑤ 모름

해설 • 로컬에서의 진단받은 과거력의 내용이 확실치 않으므로 본원을 내원한 일자가 초진일이 된다.

정답 ③

32 다음 중 암등록 시 진단 방법에 관한 설명이다. 맞는 것은?

① 6 = 원발부위의 생검이나 외과적 절제 시 얻은 조직을 현미경 검사로 진단한 경우
② 3 = 진찰, 수술 중 직접 육안으로 보거나, 손으로 촉진하여 조직 검사로 진단한 경우
③ 7 = 전이부위의 생검이나 외과적 절제 시 얻은 조직을 현미경 검사로 진단한 경우
④ 5 = 조직과 세포를 현미경으로 검사하거나 혈액을 현미경으로 검사하여 진단한 경우
⑤ 8 = 사체의 장기에서 조직을 얻어 현미경적 확진으로 진단한 경우

정답 ⑤

33 비현미경적 검사로서 암등록 시 코드번호 2를 부여할 수 있는 검사가 아닌 것은?

① Mammography ② Tumor marker test
③ Thyroid scan ④ Bronchography
⑤ Fluoroscopy

해설 · 종양표지검사/비현미경적 검사는 맞으나, 특수생화학적, 면역학적 검사에 속하므로 코드4를 부여해야 한다.
정답 ②

34 다른 형태의 치료를 받은 후 암이 미세하게 전이되는 것을 막기 위해 사용하는 보조적 요법은 무엇인가?

① 수술 요법 ② 면역 요법
③ 화학적 요법 ④ 호르몬 요법
⑤ 방사선 요법

정답 ③

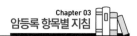

35 다음 중 치료에 대한 내용이 틀린 것은?

① 타 병원에서 초진일을 기준으로 시행된 치료가 4개월 이전에 시행된 경우 등록한다.

② 초진일을 기준으로 4개월 이후에 받은 치료도 초치료에 포함된다.

③ 종양, 결절, 전위부위가 크거나 성장률에 영향을 미치기 위하여 시행하는 약물이나 행위를 치료라고 한다.

④ 고통경감 같은 증상호전이나 내시경 등을 의미하지 않고 직접 암과 관련된 처치를 치료라고 한다.

⑤ 첫 진단 후 4개월 이내에 해당 암의 원발 부위와 전이 부위에 대하여 시행된 초치료를 등록한다.

해설 • 초치료에 포함되지 않는다.
정답 ②

36 다음 중 초진일에 대한 내용이 틀린 것은?

① 암으로 병원에 첫 내원한 일자를 의미한다.

② 종양이 처음 발생한 날짜를 의미한다.

③ 타의료기관에서 받은 의무기록에 진단일이 있어도 본원을 방문한 날짜는 우리병원에서 처음을 의미하므로 우리병원에 내원한 날짜를 초진일로 한다.

④ 종양발생일을 아는 것은 불가능하므로 의료기관을 처음 방문한 날짜를 초진일로 한다.

⑤ 초진연월일을 연도만 아는 경우에는 연도만 기입한다.

해설 • 타의료기관에 초진일의 정보가 있으면 타의료기관의 초진일을 초진일로 처리한다.
정답 ③

37 암등록의 최소의 자료 수집 변수가 아닌 것은?

① 성명 ② 성별 ③ 출생년도

④ 연락처 ⑤ 암관련 학회

정답 ⑤

38 내분비선을 제거하여 내분비기관을 외과적으로 제거하거나 암조직에 스테로이드를 사용하며 치료하는 방법은?

① 국소치료   ② 호르몬 치료   ③ 원격치료

④ 근접치료   ⑤ 면역치료

해설 • 호르몬 치료는 호르몬 균형 변화를 통해 암 조직에 영향을 주는 치료법이다.
정답 ②

39 다음 중 비현미경적 검사인 것은?

① Rhinoscopy   ② RBC

③ WBC   ④ prostatic secretions

⑤ vaginal smears

해설 • 2~5번은 현미경적 검사임(세포학검사와 혈액검사)
정답 ①

40 동위원소를 인체 조직내에 직접 삽입하거나 자궁, 비인강, 기관지, 식도 등으로 관을 통하여 치료하는 방법을 무엇이라고 하는가?

① 국소치료   ② 호르몬 치료   ③ 원격치료

④ 근접치료   ⑤ 면역치료

해설 • 직접 조직에 동위원소를 넣는 것도 근접치료에 해당되며 자궁경부암치료를 위하여 라듐을 삽입하거나 유방암인 경우 라듐을 이식하는 방법도 사용한다.
정답 ④

41 수술, 면역 요법, 호르몬 요법 등의 치료를 받은 경우 코딩하는 방법은?

① 11111   ② 10011   ③ 01111

④ 11000   ⑤ 10001

해설 • 시행한 경우 1, 시행하지 않은 경우 0으로 코딩한다.
정답 ②

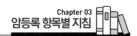

42 암의 진단 방법에 대한 코드를 부여시 우선 순위 부여의 적용 규칙으로 잘못된 것은?

① 현미경적 검사 결과가 비현미경적 검사 결과보다 우선된다.

② 비현미경적 검사만이 중복되어 시행된 경우 (+)소견이 나온 검사 중 가장 높은 번호를 준다.

③ 비현미경적 검사결과(+)이고, 현미경적 검사결과(-)일 때 주치의와 상의하여 코딩한다.

④ 많은 암의 진단 방법이 하나 이상일 경우 가장 높은 번호에 해당하는 진단 방법보다 먼저 시행된 검사를 코딩한다.

⑤ 사인을 밝히기 위해 사체 장기의 조직을 현미경적 검사한 경우 코드번호 8을 부여한다.

> **해설** ・ 많은 암의 진단 방법이 여러 개일 때, 먼저 시행된 검사방법 보다는 가장 높은 번호에 해당하는 진단 방법으로 코딩한다.
> **정답** ④

43 수술이나 부검 중 육안이나 촉진으로 진단하는 방법은?

① 암 진단 방법 1번
② 암 진단 방법 2번
③ 암 진단 방법 3번
④ 암 진단 방법 4번
⑤ 암 진단 방법 6번

> **해설** ・ 진찰 수술 중 직접 육안으로 보거나 촉진하여 진단, 현미경적 확인없이 부검결과만으로 진단 내리는 경우
> **정답** ③

44 다음 중 암등록을 할 때 나이를 구하는 변수로 짝지어진 것은?

① 주민번호, 생존기간
② 주민번호, 초진일
③ 주민번호, 사망일
④ 주민번호, 입원일
⑤ 주민번호, 퇴원일

> **정답** ②

45 암의 3대 치료법으로만 연결된 것은?

가. 생물학적 처치	나. 호르몬 요법	다. 수술
라. 방사선 치료	마. 항암요법	바. 면역 요법

① 가, 나 ② 다, 라, 마 ③ 라, 마, 바
④ 가, 나, 바 ⑤ 나, 마, 바

정답 ②

46 다음 중 암을 진단하는 방법 중 7번과 5번에 해당되는 기록지는?

가. 병리기록지	나. 세포검사 보고서	다. 부검기록
라. 방사선 보고서	마. 혈액검사 보고서	

① 가, 다 ② 다, 라
③ 가, 나 ④ 라, 마
⑤ 나, 마

해설 • 5번–세포학 검사한 경우, 6번, 7번–전이, 원발부위 생검(병리보고서 통해서 알수 있다.)
정답 ③

47 Autopsy한 경우 암등록하는 진단 방법은?

① 암 진단 방법 1번 ② 암 진단 방법 8번
③ 암 진단 방법 3번 ④ 암 진단 방법 4번
⑤ 암 진단 방법 6번

해설 • 부검은 암 진단 방법 8번으로 등록한다.
정답 ②

48 다음 중 현미경적 방법으로 검사한 것이 아닌 것은?

① fine needle aspirations

② bronchial brushings or washings

③ urinary sediment

④ CT

⑤ sputum, cervical or vaginal smears

해설 • 4번은 비현미경적 검사임
정답 ④

49 bonw marrow aspiration을 한 경우 등록하는 진단 방법은?

① 암 진단 방법 1번　　　　② 암 진단 방법 6번

③ 암 진단 방법 5번　　　　④ 암 진단 방법 4번

⑤ 암 진단 방법 7번

해설 • 골수의 흡인인 경우 원발부위 조직학적 생검인 7번으로 등록한다.
정답 ⑤

50 진찰만으로 진단을 하거나 타 병원에서 진단과 치료를 받고 본원에서 통증조절이나 방사선 치료 등 특정치료를 위해 내원한 경우 암등록하는 진단 방법은?

① 암 진단 방법 1번　　　　② 암 진단 방법 2번

③ 암 진단 방법 3번　　　　④ 암 진단 방법 4번

⑤ 암 진단 방법 6번

해설 • 1번-검사없이 과거력이나 의사의 진찰만으로 진단 받은 경우에 해당된다.
정답 ①

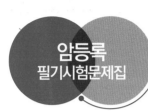
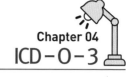
01 다음 중 복수원발암에 대한 내용이 다른 것은?

① 처음에 발생한 종양과 동일한 장기에서 발생이 가능하다.

② 처음 발생된 암과 동일 조직이나 다른 조직을 가질 수도 있다.

③ 이전에 발생한 종양의 연장이나 전이가 된 경우에는 새로운 암으로 등록하지 않는다.

④ 환자에게 새롭게 발생한 암은 새로운 암으로 등록한다.

⑤ 이전의 종양의 재발된 암은 등록한다.

> 정답 ⑤

02 다음의 내용에서 틀린 것은?

① cancer는 malignant neoplasm과 동일하다.

② 진단에 두개의 다른 grade나 differentiation이 있다면 높은 grade로 코딩한다.

③ 종양 발생 부위가 불명확한 경우 차트를 검토하되 확인되지 않는 경우는 종양 조직 형태에 해당 부위로 분류한다.

④ 다른 코드를 가지는 2개 이상의 단어로 구성된 경우 낮은 번호를 준다.

⑤ lymohoma는 다른 장기에서 발생할 수 있으며 이런 경우 원 origin 장기로 코딩하여야 한다.

> 해설 • 다른 코드를 가지는 2개 이상의 단어로 구성된 경우 높은 번호를 준다.
> 정답 ④

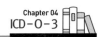

03 원발부위 코드 주요 규칙의 내용으로 틀린 것은?

① 원발부위는 종양이 발생한 해부학적 위치를 의미한다.

② 진단결과가 원발조직을 구체적으로 나타내지 않으면 ICD-O 알파벳 색인에서 제시한 적절한 조직으로 코딩한다.

③ 해부학적 부위가 ICD-O에 수록되지 않고 peri_.Para-.와 같은 접두사로 수식하며 특정 조직에 기원한다는 명시가 없으면 C76._ 하위범주로 코딩한다.

④ 하나의 종양이 부위 경계를 중복하는 경우 하위범주 .9을 사용한다.

⑤ 비림프절성 림프종은 발생부위로 코딩한다.

해설 • 하나의 종양이 부위 경계를 중복하는 경우 하위범주 .8을 사용한다.
정답 ④

04 Morphology 진단명 코딩 규칙에 대한 내용으로 올바르지 않은 것은?

① behavior code가 ICD-O에 수록되어 있지 않아도 적절하게 5번 자리를 사용할 수 있다.

② 악성 종양만을 등급화하는 분화도는 가장 높은 분화도로 코딩한다.

③ 해부학적 부위가 언급되지 않은 경우 Morphology에서 제시된 원발부위 코드를 사용한다.

④ 전이된 부위만 기재된 경우에는 전이로 코딩한다.

⑤ Morphology 코드 옆 원발부위와 주치의가 기재한 원발부위가 다른 경우 주치의의 진단결과 확인 후 원발부위를 코딩한다.

해설 • 전이된 부위가 기재된 경우 Morphology 코드 옆에 제안한 원발부위 코드로 코딩한다.
정답 ④

05 현미경으로 진단하지 않았으며 malignant neoplasm, cancer, malignant tumor 등으로 기재된 경우에 부여할 수 있는 조직형태학 코드는?

① M8140/3

② 8010/3

③ M8000/3

④ M8120/3

⑤ M8145/3

> **해설** • malignant neoplasm, cancer, malignant tumor 등으로 기재되면 M8000/3으로 코딩한다.
> **정답** ③

06 원발부위 코드 주요 규칙의 내용으로 틀린 것은?

① carcinoma of the tip and ventral surface of the tongue는 C02.8로 코딩한다.

② 림프종이 다수의 림프절 구역을 포함하면 C77.8로 코딩한다.

③ 골수성 육종은 C42.1로 코딩한다.

④ 원발부위를 추정할 수 없을 때는 C80.9로 코딩한다.

⑤ 전이암으로 원발부위를 알수 없을 때는 C80.9로 코딩한다.

> **해설** • 골수성 육종은 원발부위로 코딩한다.
> **정답** ③

07 osteogenic sarcoma of arm인 경우 알맞은 코드는?

① C76.4, M8800/3

② C76.2 M8000/3

③ C40.0, M9180/3

④ C76.5 M8100/3

⑤ C76.3, M9180/2

> **해설** • 원발부위가 불분명할 때는 조직소견 옆에 기재된 코드로 코딩한다.
> **정답** ③

08 Morphology 진단명 코딩 규칙에 대한 내용으로 올바른 것은?

① 조직소견이 있지만 원발부위가 명시되지 않았다면 C80.9로 코딩한다.

② 전이 부위만 기재된 경우 원발부위는 C80.9로 코딩한다.

③ 조직소견은 있지만 원발부위가 불분명한 경우 C76._으로 코딩한다.

④ 주치의가 기재한 원발부위와 Morphology 진단명에서 제시한 원발부위와 다르다면 Morphology 진단명 옆에 기재한 원발부위로 코딩한다.

⑤ ICD-O에 수록되지 않은 복합용어가 있다면 어근의 순서를 바꾸어 색인에서 찾아서 코딩한다.

정답 ⑤

09 복수원발암에 대한 설명으로 틀린 것은?

① 다른 장기에 같은 형태의 종양이 발생한 경우 복수원발암이다.

② 동일 장기에서 발생할 수도 있고, 다른 장기에서 발생할 수도 있다.

③ 진단 시기가 비슷할 수도 있고, 몇 십년 후가 될 수도 있다.

④ 같은 장기에 다른 형태의 종양이 발생한 경우 복수원발암이다.

⑤ 같은 장기에 동일한 형태의 종양이 발생한 경우 복수원발암이다.

해설 • 같은 장기에 동일조직 종양은 복수원발암이 아니다.

정답 ⑤

10 원발부위가 림프절은 아니며 원발부위를 모를 경우 부여할 수 있는 적절한 코드는?

① C77.8   ② C80.9

③ C77.9   ④ C80.8

⑤ C76._

해설 • 1번-림프노드 중복부위인 경우 부여하고 원발 부위를 모를 경우 C80.9로 부여한다.

정답 ②

11 ICD-O에 대한 내용으로 틀린 것은?

① WHO 실무진이 개발하였으며 해부학적 부위와 형태학을 고려한 이원분류 체계이다.

② ICD-O는 암등록성 간의 비교성을 높이기 위해 규칙을 제시하였다.

③ 암등록시 원발과 악성만 등록한다.

④ 신생물을 위한 형태학적 코드를 개정하고 림프종, 백혈병 코드를 개정하였다.

⑤ ICD-O를 사용하지 않고 ICD를 사용할 경우 유용하다.

해설 • ICD-O를 사용하지 않고 ICD를 사용할 경우 쓸모있는 정보를 잃게 된다.
정답 ⑤

12 다음 중 조직학적 진단명의 주요 규칙이 틀린 것은?

① 척삭종인 경우 M9370/3 이지만 양성으로 등록을 하는 경우에는 M9370/0으로 바꾸어 코드화 한다.

② 하나의 진단의 두개의 다른 등급이나 분화정도가 제시될 때에는 더 높은 등급으로 사용한다.

③ 조직소견은 있으나 진단에 어떤 원발부위도 명시되어 있지 않은 경우에는 제안된 부위를 코드화한다.

④ 두 개 이상의 종양에 두 개 이상의 수식 형용사가 있고 각각의 코드가 존재한다면 코드의 번호가 높은 것을 선택한다.

⑤ 전이된 부위만 기재된 경우에는 형태학 코드 옆에 제안한 원발부위 코드를 선택한다.

해설 • 한 개 이상의 종양에 두 개 이상의 수식 형용사가 있고 각각의 코드가 존재한다면 코드의 번호가 높은 것을 선택한다.
정답 ④

13 암등록을 하는 behavior code는?

① /0

② /1

③ /2

④ /6

⑤ /9

> **해설** • 암등록을 하는 behavior code는 /2와 /3이다.
> **정답** ②

14 다중원발암 또는 복수원발암에 대한 내용이 다른 것은?

① 한사람이 하나 이상의 종양을 가지는 것이다.

② 이전의 종양이 동일 장기에서 동일 조직 소견군으로 발생한 경우 다중원발암으로 간주하지 않는다.

③ 다초점 종양은 다중원발암으로 간주한다.

④ 카포시육종, 조혈관련 종양이 전신적으로 발생하지만 등록은 한번만 한다.

⑤ 서로 다른 조직학적 형태 그룹은 서로 다른 종양으로 간주한다.

> **해설** • 3번-다초점 종양은 원발부위나 여러 개의 조직에 생기는 원발암의 암종이 흩어져 연속적으로 보이지만 이 것 또한 한 개의 원발암으로 간주한다.
> **정답** ③

15 metastatic follicular of femur인 경우 분류할 수 있는 코드는?

① C56.9, M8561/3

② C80.9, M8330/3

③ C73.9, M8330/3

④ C73.9, M8330/3

⑤ C57.2, M8330/3

> **해설** • 전이부위만 있는 경우 조직소견 옆의 코드를 원발부위로 코딩한다.
> **정답** ④

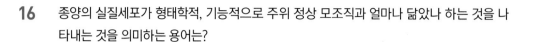

16 종양의 실질세포가 형태학적, 기능적으로 주위 정상 모조직과 얼마나 닮았나 하는 것을 나타내는 것을 의미하는 용어는?

① morphology

② Grade

③ Cancer

④ Topography

⑤ Stage

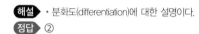 • 분화도(differentiation)에 대한 설명이다.

정답 ②

17 sarcoma of ankle인 경우 알맞은 코드는?

① C49.2, M8800/3   ② C44.7, M8010/3

③ C49.2, M8720/3   ④ C49.2, M8500/3

⑤ C40.3, M9180/3

정답 ①

18 자궁경부암을 암등록하는 내용이 다른 것은 무엇인가?

① PAP smear 분류시스템으로 판단한다.

② CIS는 등록한다.

③ CIN Ⅱ도 등록한다.

④ High-grade SIL은 등록한다.

⑤ CIN Ⅱ와 High-grade SIL은 등록한다.

해설 • CIN 3등급을 등록한다.

정답 ③

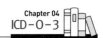

19 다음 중 ICD-O와 ICD-10의 범주에 대한 내용으로 올바르지 않은 것은?

① ICD-10 신생물은 behavior을 고려한 Topograph 코드가 C00.0~D48.9으로 되어 있으며 Morphology 진단명코드를 별도로 가지고 있다.

② ICD-O는 Topograph 코드가 C00.0~C80.9까지로 ICD-10의 신생물 코드보다 적지만 Morphology 진단명 코드는 M8000~M9989까지 별도로 가지고 있다.

③ ICD-10에서는 동일 원발부위인 경우 Morphology 진단명 뒤에 behavior코드에서 원발부위 코드가 차이 난다.

④ ICD-O는 동일 원발부위인 경우 원발부위 코드는 동일하고 Morphology 진단명 뒤 행태코드로 차이가 난다.

⑤ C77._ 코드는 ICD-10과 ICD-O에서 전이된 악성신생물을 나타내기 위해 사용한다.

> **해설** • C77._ 코드는 ICD-10에서 림프노드에서 전이된 악성 신생물을 나타내고 ICD-O에서는 악성림프종으로 코딩한다.
> **정답** ⑤

20 다음 암등록에 대한 내용이 틀린것은?

① 암의 조직학적 행동 양식이 /2, /3인 환자는 등록한다.

② 다중 원발암은 원발부위수와 동일하게 등록한다.

③ 다른 의료기관에서 암으로 진료받은 과거력이 있는 환자가 다시 동일한 암으로 방문한 경우에는 다른 의료기관에서 등록하였으므로 등록하지 않는다.

④ 본원에서 암으로 진단 혹은 치료받은 과거력이 있는 환자가 다시 동일암으로 본원을 방문하면 등록하지 않는다.

⑤ 진단 방법이 8(부검진단)이면 사망일을 게재하는 것을 고려해야 한다.

> **해설** • 다른 의료기관에서 암으로 진료받은 과거력이 있는 환자가 다시 동일한 암으로 방문한 경우에는 본원을 방문한 것은 처음이므로 등록한다.
> **정답** ③

21 다음 중 악성 종양이 아닌 것은?

① hepatoma   ② melanoma

③ seminoma   ④ multiple myeloma

⑤ epithelioma

해설 • 상피종은 양성 종양이다.
정답 ⑤

22 다음 중 ICD-O와 ICD-10의 차이를 알맞게 설명한 것은?

① ICD-O와 ICD-10는 암이 발생한 해부학적 부위를 나타내는 코드는 같다.

② ICD-O는 암이 발생한 부위가 동일 원발부위이면 원발부위 코드가 같다.

③ ICD-O와 ICD-10에서 부여하는 원발부위 코드는 동일하게 사용한다.

④ 양성 또는 합병성 임신 상태인 포상기태 악성인 경우 ICD-O와 ICD-10는 M9100/1 C58.9로 코딩한다.

⑤ ICD-O와 ICD-10는 조직형태학 코드와 행동 양식 분화도를 표현한다.

정답 ②

23 조혈계 및 세망내피계에 발생하는 종양의 원발부위를 나타내기 위하여 ICD-O에서 사용하는 코드는?

① C97   ② C80

③ C42   ④ C77

⑤ C92

해설 • 조혈계 및 세망내피계에 발생하는 종양의 원발부위를 나타내기 위하여 ICD-O에서 C42으로 부여한다.
정답 ③

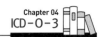

24 다음 중 ICD-O와 ICD-10의 차이를 틀리게 설명한 것은?

① ICD-O는 행동 양식에 따라 코드를 부여한 것이 아니고 하나의 코드로 부여하고 형태학 옆에 행동 양식으로 표시하며 ICD-10은 행동 양식에 따라 해부학적 부위 코드를 부여한다.

② ICD-O와 ICD-10에서 부여하는 원발부위 코드는 동일하게 사용한다.

③ ICD-O와 ICD-10에서 코드의 사용이 각각 다르다.

④ ICD-10은 분화도를 표현하지 않고 ICD-O에서 분화도를 표현한다.

⑤ ICD-O는 암이 발생한 부위가 동일 원발부위이면 원발부위 코드가 같다.

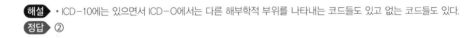

해설 • ICD-10에는 있으면서 ICD-O에서는 다른 해부학적 부위를 나타내는 코드들도 있고 없는 코드들도 있다.
정답 ②

25 다음 중 양성 종양은 무엇인가?

① Seminoma

② Cystadenoma

③ Fibrosarcoma

④ Synovioma

⑤ hepatoma

해설 • 낭선종은 양성 종양이다.
정답 ②

26 nephroblastoma인 경우 분류할 수 있는 코드는?

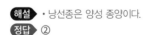

① C56.9, M8760/3　　　② C64.9, M8960/3

③ C80.9, M8860/3　　　④ C41.0, M8960/3

⑤ C76.4, M8260/3

정답 ②

27 원발부위 코드 주요규칙의 내용으로 틀린 것은?

① 림프종의 원발은 림프절로 코딩한다.

② 수술조직검사 결과는 내시경 조직 결과보다 정확하다.

③ Leukemia 원발부위는 골수이다.

④ myeloma 원발부위는 결합조직이다.

⑤ smooth muscle은 해당장기로 코딩한다.

> **해설** • myeloma 원발부위는 골수이다.
> **정답** ④

28 다음 중 분화도가 높은 경우의 설명이 아닌 것은?

① 비정상적인 세포분열과 무질서한 배열형태를 띤다.

② 종양이 기원하는 모기관의 구조와 유사하다.

③ 크기, 형태, 핵 모양이 매우 일치한다.

④ 비교적 드문 정상 형태의 세포가 있다.

⑤ Well differentiated로 표시된다.

> **해설** • 1번은 분화도가 낮은 특징으로 대부분 악성 종양세포의 특징적인 것으로서, 무질서한 배열과 기원세포와의
> 유사성이 없는 것, 정상기능의 증거가 없는 것이 특징적이다.
> **정답** ①

29 adenocarcinoma metastasis to lung인 경우 분류할 수 있는 코드는?

① C34.9, M8140/6

② C80.9, M8140/3

③ C34.9, M8140/3

④ C56.0, M8140/3

⑤ C56.9, M8140/6

> **해설** • 원발부위가 명시안되었고 조직 소견으로 원발부위를 추정할 수 없다.
> **정답** ②

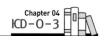

30 ICD-O에 대한 내용이 틀린 것은?

① ICD-O를 사용하는 것은 암등록소간의 비교성을 높이기 위함이다.

② ICD-10만을 사용하면 쓸모없는 정보를 많이 잃게되어 ICD-O를 사용한다.

③ ICD-O에는 형태학 자료가 적다.

④ 원발과 악성만 등록한다.

⑤ ICD-O는 해부학적부위와 형태학코드를 가진 이원분류체계이다.

해설 · ICD-10에 형태학 자료가 적다.
정답 ③

31 Morphology 진단명 코딩에 관련된 내용으로 틀린 것은?

① Morphology 구성은 4자리 조직소견과 1자리 행태코드로 이루어져 있다.

② 행태코드는 종양의 행동 양식을 뜻한다.

③ carcinoma in situ는 등록하며 CIN Ⅲ, High-grade SIL은 동일한 의미가 아니다.

④ High-grade SIL 이면서 severe dysplasia 인 경우는 등록하지 않는다.

⑤ High-grade SIL로 진단되어 있고 세분화되어 있지 않은 경우는 등록한다.

정답 ③

32 lobular carcinoma metastasis to liver 인 경우 분류할 수 있는 코드는?

① C54.9, M8140/6

② C80.9, M8140/3

③ C50.9, M8520/3

④ C56.0, M8140/3

⑤ C56.9, M8140/6

해설 · 원발부위가 명시되지 않았지만 조직소견을 찾아보면 해부학적 부위에 대한 코드가 있다.
정답 ③

33 비현미경적 방법으로 진단 시 일부 인정되는 조직학적 소견이 아닌 것은?

① hepatocarcinoma ② mesothelioma

③ neuroblastoma ④ retinoblastoma

⑤ sacroma

해설 • 종양이 현미경적 검사로 진단되지 않았을 때 일부 조직학적 소견을 인정하여 M8000/3이 아닌 해당 조직학적 코드를 부여한다.

정답 ⑤

34 ICD-O-3의 주요 규칙의 내용 중에서 틀린 것은?

① 위치경계가 중복되는 원발부위는 .8을 사용한다.

② Nodal lymph node는 C77._으로 코딩하고 extra lymphoma는 각 해당 장기의 원발 부위로 코딩한다.

③ 등급화와 분화도는 가장 낮은 것으로 코딩한다.

④ 골수양 육종은 제외하고 백혈병은 C42.1로 코딩한다.

⑤ 해부학적 부위가 진단에서 언급되지 않은 경우에는 형태학에서 제시된 해부학적 부위 코드로 코딩한다.

해설 • 등급화와 분화도는 가장 높은 것으로 코딩한다.

정답 ③

35 다음 중 분화도의 고분화성에 대한 설명이 아닌 것은?

① 비정상적인 세포분열과 무질서한 배열 형태를 띤다.

② 종양이 기원하는 모기관의 구조와 유사하다.

③ 크기, 형태, 핵 모양이 매우 일치한다.

④ 비교적 드문 정상 형태의 세포가 있다.

⑤ Well differentiated로 표시된다.

해설 • 1번-미분화성에 대한 설명이다.

정답 ①

36 양성 종양의 특징으로 틀린 것은?

① 일반적으로 느리게 성장한다.

② 피낭, 피막의 형성을 한다.

③ 현미경적 소견을 볼 수 있고, 전이가 없다.

④ 분화도가 양호하며 성장 양식은 팽창성이다.

⑤ 다형성으로 분화도가 낮다.

> **해설** • 다형성으로 분화도가 낮은 것은 악성 종양의 특징이다.
> **정답** ⑤

37 Hepatoma인 경우 알맞은 코드는?

① M8170/9   ② M8170/3, C22.0

③ M8000/3   ④ M8140/3, C22.0

⑤ M8270/3, C22.0

> **정답** ②

38 다음 중 악성인지 양성인지 불명확한 behavior code는 무엇인가?

① /0   ② /1   ③ /2

④ /6   ⑤ /9

> **정답** ①

39 원래 조직과 많이 안 닮은 상태를 나타내는 분화도는?

① Grade Ⅰ   ② Grade Ⅱ   ③ Grade Ⅳ

④ Grade Ⅴ   ⑤ Grade Ⅲ

> **정답** ③

40 다음 중 양성 종양이 아닌 것은?

① rhabodmyoma　　　② glioma　　　③ neurilemmoma

④ osteoma　　　⑤ lipoma

해설 • 신경교종은 악성 종양이다.
정답 ②

41 ICD-O-3의 주요 규칙의 내용이 틀린 것은?

① sequamous cell carcinoma of the arm은 C44.6으로 코딩한다.

② peripancreatic tissue와 retrocecal tissue는 C48.0으로 코딩한다.

③ carcinoma of the tip of the tongue extending to involve the ventral surface는 C02.1로 코딩한다.

④ leukemia의 원발부위는 C42.1로 코딩한다.

⑤ Bone은 in-situ으로 코딩한다.

해설 • Bone은 in-situ가 있을 수 없다.
정답 ⑤

42 malignant tumor인 경우 분류할 수 있는 morphology 코드는?

① M8000/3　　　② M8100/3　　　③ M8140/3

④ M8200/3　　　⑤ M8250/3

정답 ①

43 다음 중 악성 종양이 아닌 것은?

① chondrosarcoma　　　② adenocarcinoma　　　③ epithelioma

④ hepatoma　　　⑤ glioma

해설 • 상피종은 악성 종양이 아니다.
정답 ③

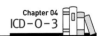
44 다음 중 형태학에 대한 코딩 규칙이 틀린 것은?

① ICD-O에 수록되어 있지 않은 복합용어가 있다면 어근 순서를 바꾸어 확인한다.

② 간세포 암종의 조직 형태학을 비현미경적인 방법으로 진단한 경우 진단이 가능한 것으로 간주한다.

③ 하나의 종양에 대한 진단이 다른 형태학 코드를 가진 코드가 두 개가 있다면 높은 형태학 코드 번호를 사용

④ 조직소견은 있지만 의사가 원발부위 기재하지 않은 경우 형태학에서 제시한원발부위로 코딩한다.

⑤ /3과 /6을 암등록한다.

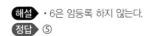 · 6은 암등록 하지 않는다.

정답 ⑤

45 분화도가 낮은 경우의 내용이 틀린 것은?

① 무질서한 배열　　　　　　② 비정상적인 세포분열

③ 퇴화　　　　　　　　　　④ 핵모양이 일치

⑤ 다양한 크기와 형태

 · 핵모양이 일치하면 분화도가 높은 것이다.

정답 ④

46 minor salivary gland adenoid cystic carcinoma인 경우 분류할 수 있는 코드는?

① C05, M8561/3　　　　　② C80.9, M8330/3

③ C73.9, M8330/3　　　　④ C73.9, M8330/3

⑤ C06.9, M8200/3

정답 ⑤

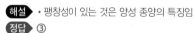

47 다음 중 악성 종양의 특징이 아닌 것은?

① 빨리 성장

② 유사분열

③ 팽창성

④ 재발이 잘됨

⑤ 분화도 낮음

> **해설** • 팽창성이 있는 것은 양성 종양의 특징임
> **정답** ③

48 ICD-O-3을 코딩하는 규칙이 틀린 것은?

① 결합조직을 코딩할 때는 C49._을 부여한다.

② 기록지에 bile duct 만 언급되었다면 담도의 중복병터인 C24.8로 코딩한다.

③ 골수성 육종의 원발은 골수이다.

④ 폐와 뼈는 전이가 잘되므로 원발부위를 재확인 후 등록한다.

⑤ 조직학적 형태학에서 제시한 행동 양식과 병리의사가 기재한 행동 양식이 다르다면 행동유형을 바꾸어 준다.

> **해설** • 골수성 육종은 장기나 조직에서 발생하므로 골수로 코딩하면 안 된다.
> **정답** ③

49 다음 중 암의 발생 원발부위가 골수가 아닌 질병은?

① Myelodysplasia

② myeloma

③ lymphoma

④ myelofibrosis

⑤ Leukemia

> **해설** • 림프종의 원발은 림프노드임
> **정답** ③

50 Mucinous cystadenocarcinoma인 경우 주로 발생하는 해부학적 부위는?

① ovary   ② Breast

③ Brain   ④ Retina

⑤ Skin

정답 ①

51 ICD-O-3을 코딩하는 규칙이 틀린 것은?

① 진단 결과만 있고 원발부위 미상인 경우 상세불명 부위 C76._ 코드를 부여하지 말고 조직학적 특성에 맞는 해부학적 부위를 코딩한다.

② 한 장기내의 경계가 중복되어 원발부위에 대한 발생점을 결정할 수 없을 때 .9로 코딩한다.

③ 림프종의 원발은 림프절로 코딩한다.

④ 하나의 림프종이 다수의 림프절 구역을 포함한다면 C77.8로 코딩한다.

⑤ 백혈병과 골수섬유종의 원발부위는 골수이다.

해설 · .8로 코딩한다(예 위와 유문)

정답 ②

52 follicular carcinoma인 경우 주로 발생하는 해부학적 부위는?

① liver   ② kidney

③ thyroid   ④ retino

⑤ stoma

해설 · 어떤 조직소견을 가진 종양은 특정 조직이나 장기에서 주로 발생한다고 알려져 있다.
· ICD-O에는 조직 소견 옆 괄호안에 주로 발생하는 해부학적 코드가 기술되어 있다.

정답 ③

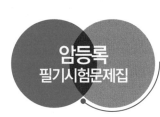
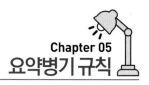
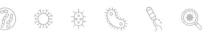

01 원발부위를 모르거나 병기를 모르는 경우 해부학적 코딩과 병기를 분류하는 것은?

① C97. Unknown if extend

② C80. Regional by direct extension only

③ C80. Unknown if extend

④ C97 Regional lymph nodes involved only

⑤ C97 Distant

해설 • 원발부위를 모를 때는 C80. Unknown if extend(코드=9)로 등록한다.

정답 ③

02 다음 중 SEER staging의 일반적 지침에 대한 내용이 틀린 것은?

① 수술보고서에 Seeding이라고 언급되었다면 distant로 분류한다.

② 원발부위 내의 혈관을 침범하면 distant로 분류한다.

③ 백혈병 같은 조혈계질환은 진단시점에 원격 전이로 간주한다.

④ blood vessel invasion인 경우 localized으로 분류한다.

⑤ 림프절에 종양이 포함되어 있다면 regional으로 분류한다.

해설 • 원발부위 내의 혈관을 침범하면 localized으로 분류한다.

정답 ②

03 의료기구나 고무장갑을 낀 손에 의해서 종양세포들이 기계적으로 수송되어서 옮겨서 전이를 하는 것은?

① 혈행성 전이   ② 파종성 전이

③ 림프절 전이   ④ 침윤성 전이

⑤ 이식성 전이

정답 ⑤

04 병기의 목적이 틀린 것은?

① 치료결과 평가

② 유사한 암의 예후 암시에 대한 정보 제공

③ 생존율 추정치 제공

④ 환자의 그룹핑 단순화

⑤ 환자의 치료결정

해설 • 치료결과 평가가 아닌 연구와 치료결과 비교를 위하여 필요한 단계인 환자의 그룹핑을 표준화하기 위함이다.
정답 ①

05 invasive, preinvasive, noninfiltrative, intraepithelial 인 경우에 분류할 수 있는 Summary staging의 범주는?

① in situ(code=0)

② Localized only (code=1)

③ Regional by direct extension only(code=2)

④ Regional lymph nodes involved only(code=3)

⑤ Distant(code=7)

해설 • in situ는 세포 내에서 악성세포가 존재하는 것이다.
정답 ①

06 경계선 악성, 낮은 악성 잠재력, 불확실한 악성 잠재성, 양성 또는 악성의 상세불명인 경우 등록되는 행동 양식은?

① /0 ② /1 ③ /3
④ /2 ⑤ /6

정답 ②

07 질병의 확장정도에 따라 특정하게 분류된 그룹할당을 병기라고 한다. 병기분류의 목적으로 볼 수 없는 것은?

① 환자의 치료결정 및 평가 ② 예후 정보제공
③ 종양 전이의 정도파악 ④ 생존율의 추정치 제공
⑤ 치료연구와 결과비교

정답 ③

08 TNM staging에서 아직 원발장기에만 국한된 상태를 나타내는 것은?

① T3, N2, M0 ② T1, N0, M0
③ T2, N1, M0 ④ T4, N3, M+ -
⑤ T2, N3, M0

해설 • T: Primary Tumor, N-regional lymph node, M-vascular dissemination를 나타낸다.
정답 ②

09 상피의 기저막을 지나 장기의 기능적인 부분에 침범하지만 장기의 경계선을 벗어나서 침범하지 않은 경우 암을 분류할 수 있는 Summary staging의 범주는?

① in situ ② Localized only ③ code=2
④ code=3 ⑤ Distant

해설 • Localized는 원발부위에 국한된 악성 종양이다.
정답 ②

10 다음 중 SEER staging의 일반적 지침에 대한 내용이 틀린 것은?

① 백혈병과 다발성 골수종은 진단 시점에 전이되어 distant로 코딩한다.

② 원발부위 혈관을 침범하면 distant로 코딩한다.

③ 수술 후 진단후 4개월 이내의 정보를 포함하여 분류한다.

④ 부검 보고서도 요약병기 코딩에 병리보고서와 마찬가지로 활용한다.

⑤ 암종과 흑색종은 우선 상피내를 확인하며 육종은 상피내로 분류할 수 없다.

해설 • 2번은 localize라고 분류한다.
정답 ②

11 병기를 결정하는 방법이 틀린 것은?

① 어떤 장기 혹은 조직에서 종양이 기원하였는가?

② 원발에서 전이가 되었는가?

③ 암종이 한 개의 병소인가?

④ 암세포 경로가 끊어진 상태이면 Distant이다.

⑤ 병기와 정확한 코드가 무엇인가?

해설 • 암세포 경로가 끊어진 상태이면 Distant가 아니다.
• 암세포 경로가 끊어짐 없이 연결된 상태 Distant이다.
정답 ④

12 림프노드 3~5센티 정도이며 깊은 조직과 뼈에 대한 침범이 있고 약간의 생존 기회를 나타내는 것은?

① T3, N2, M0   ② T1, N0, M0

③ T2, N1, M0   ④ T4, N3, M+ -

⑤ T2, N3, M0

해설 • T: Primary Tumor, N-regional lymph node, M-vascular dissemination를 나타낸다.
정답 ①

13 악성 흑색종 암의 경우 병기분류에 사용하는 것은?

① FIGO Staging   ② Dukes   ③ Ann Arbor

④ Clark level   ⑤ Jewett

> **해설** · 악성 흑색종 암의 경우 병기분류는 Clark level과 breslow가 있다.
> **정답** ④

14 원발장기를 벗어나지 않고 장기 내에서만 전이되었으며 spread, microscopic extension 로 조직검사 결과지나 수술 결과지에 있는 경우에 분류할 수 있는 병기 분류는?

① in situ(code=0)

② Localized only (code=1)

③ Regional by direct extension only(code=2)

④ Regional lymph nodes involved only(code=3)

⑤ Distant(code=7)

> **해설** · Localized는 원발 부위에 국한된 악성 종양이다.
> **정답** ②

15 다음 중 SEER staging의 일반적 지침에 대한 내용이 틀린 것은?

① 절제된 조직에 대한 병리보고서와 수술보고서가 차이가 있다면 병리보고서가 우선한다.

② 진단이 확정 된 이후 진행된 전이는 제외한다.

③ 사망진단서에만 확인된 암환자와 불명확한 원발부위이라면 code=0로 코딩한다.

④ 병리보고서에 상피내 암종이라고 기재되어 있고 림프절 전이의 증거가 있어도 상피내 암종이다.

⑤ sarcoma는 in situ로 분류될 수 없다.

> **해설** · 병리보고서에 상피내 암종이라고 기재되어 있고 림프절 전이의 증거가 있으면 상피내 암종이 아니다.
> **정답** ④

16 다음 중 반드시 in-situ로 절대 분류할 수 없는 암종은?

① carcinoma   ② sarcoma

③ adenomatous   ④ Tubular adenocarcinoma

⑤ sequamous cell carcinoma

정답 ②

17 림프노드와 내장 침범에 근거한 림프종에 대한 병리학적 병기 시스템을 의미하는 것은?

① Summary staging   ② Dukes

③ Ann Arbor   ④ AJCC staging

⑤ Smith/ Skinner

정답 ③

18 다음 staging에 대한 내용이 틀린 것은?

① 질병의 범위를 그룹핑하는 것
② 의학분야 종사자들에 의하여 만들어진 공통의언어
③ 원발부위로부터 얼마나 멀리 퍼져있는 지를 범주화해 놓은 것
④ 특정부위의 특정암에 관한 정보교신을 위한 것이다.
⑤ 원발부위에 따라 staging에 대한 기준이 다르다.

정답 ④

19 reticuloendothelial인 경우 분류할 수 있는 Summary staging의 범주는?

① in situ   ② Localized only

③ Regional   ④ unknown

⑤ Distant

해설 • 세망내피 신생물은 항상 Distant이다.

정답 ⑤

20 다음 중 Summary staging의 범주 중 Regional으로 분류하는 내용으로 틀린 것은?

① 종양이 장기를 벗어나 주위의 장기나 조직에 직접적으로 침범된 것이다.

② 결장의 Hepatic flexure의 암이 상행결장으로 확장되는 경우 Regional로 분류된다.

③ S장 결장 종양이 직장으로 확장이면 Regional으로 병기가 결정된다.

④ 림프관이나 혈관을 통해 다른 장기로 확장될 가능성이 있다.

⑤ 하나 이상의 림프관 또는 혈관의 루프에 의해 암이 퍼질 수 있는 잠재성이 있을 때 Regional로 분류된다.

해설 ▸ 결장의 Hepatic flexure의 암이 상행결장으로 확장되는 경우 양쪽 모두 림프관을 따라 같은 림프노드로 들어가는 것이므로 Localized으로 분류된다.

정답 ② ②

21 주위조직을 밀고 정상조직을 뚫고 나가서 인접한 다른 장기로 전이를 하는 것은?

① 혈행성 전이　　　　　　② 파종성 전이

③ 림프절 전이　　　　　　④ 침윤성 전이

⑤ 이식성 전이

정답 ④

22 사망진단서에 의하여 암을 등록하는 경우 Summary staging의 범주는?

① in situ　　　　　　② Localized only

③ Regional　　　　　　④ unknown

⑤ Distant

해설 ▸ unknown은 병기를 모르는 경우에 분류한다.

정답 ④

23 고환암인 경우 분류하는 병기 시스템은?

① FIGO Staging

② Smith/ Skinner

③ Ann Arbor

④ American/Whitmore

⑤ Jewett

 ②

24 TNM 병기분류에서 T 항목의 분류 설명으로 틀린 것은?

① TX: 1차성 종양을 평가할 수 없음

② T0: 림프절에 병변의 증거가 없음

③ T2: 촉지되며 인접 및 주위조직에 침범이 없음

④ T4: 첫번째 위치 이상의 림프절 침범

⑤ TN: 림프절 조영술에 의해서 평가된 림프절

해설 • 3번은 T1에 대한 설명이며, T2=촉지되며 부분적으로 가동성이 있는 단단하거나 딱딱한 림프절로서 3~5cm 크기, 침범의 증거가 있는 림프절

정답 ③

25 다른 장기로 전이되고 국소부위나 장기를 지나 원격전이의 증거가 있으며 수술 불가능, 생존의 기회가 거의 없는(〈5%) 상태를 나타내는 것은?

① T3, N2, M0   ② T1, N0, M0

③ T2, N1, M0   ④ T4, N3, M+ -

⑤ T2, N3, M0

해설 • T: Primary Tumor, N-regional lymph node, M-vascular dissemination를 나타낸다.

정답 ④

26 Lamina propria, myometrium, muscularis 구조를 침범한 경우 암을 분류할 수 있는 Summary staging의 범주는?

① in situ   ② Localized only

③ code=2   ④ code=3

⑤ Distant

> **해설** • Lamina propria, myometrium, muscularis 구조들은 장기 내의 구조이므로 Localized으로 구분한다.
> **정답** ②

27 carcinoma of the stomach with involvement of the local lymph nodes으로 기재된 경우 분류할 수 있는 Summary staging의 범주는?

① in situ   ② Localized only

③ regional   ④ Distant

⑤ T2, N3, M0

> **정답** ③

28 myeloproliferative 신생물인 경우 분류할 수 있는 Summary staging의 범주는?

① in situ   ② Localized only   ③ Regional

④ unknown   ⑤ Distant

> **해설** • 골수증식 신생물은 항상 Distant이다.
> **정답** ⑤

29 Summary staging의 범주에서 code=9인 경우 등록할 수 있는 해부학적 부위 코드는?

① C97.   ② C76._   ③ C42.

④ C77._   ⑤ C80.9

> **해설** • 원발 부위를 모르면(C80.9=code 9) 병기도 모르는 것이다.
> **정답** ⑤

30 종양이 전이되지 않고 operable, resectable이 가능한 상태이며 가장 좋은 생존기회 (70~90%)를 나타내는 것은?

① T3, N2, M0

② T1, N0, M0

③ T2, N1, M0

④ T4, N3, M+ -

⑤ T2, N3, M0

해설 • T: Primary Tumor, N-regional lymph node, M-vascular dissemination를 나타낸다.

정답 ②

31 Staging에 대한 내용이 틀린 것은?

① 폭넓은 범주에 기초하여 질병의 범위를 grouping

② 의학분야 종사자들에 의해 만들어진 공통의 언어이다.

③ 질병을 설명하기 위한 표시법

④ 원발부위로부터 얼마나 멀리 전이되어 있는지를 범주화 해놓은 병기분류법

⑤ 요약병기는 임상과 수술/병리학적 평가를 결합하여 분류한다.

정답 ③

32 다음 중 대장암인 경우 사용하는 병기분류는?

① Dukes

② FIGO

③ Clark level

④ Ann arbor

⑤ Jewett

해설 • Dukes-장벽의 침윤 깊이와 림프노드 침범 유무에 따라 결정한 결장과 직장의 병기 시스템

정답 ①

33 암세포가 원래 조직 내에만 존재하면서 조직의 기저막을 뚫지 않은 상태로, 즉 종양이 발생한 장소 내에서만 존재하는 경우의 병기분류는?

① in situ(code＝0)

② Localized only (code＝1)

③ Regional by direct extension only(code＝2)

④ Regional lymph nodes involved only(code＝3)

⑤ Distant(code＝7)

해설 • in situ는 세포 내에서 악성세포가 존재하는 것이다.
정답 ①

34 다음 중 in-situ를 표현하는 용어가 아닌 것은?

① intraepithelial

② intraductal

③ preinvasive

④ muscularis

⑤ intracystic

해설 • muscularis인 경우는 code＝1로 분류한다.
정답 ④

35 다음 중 질병의 침범부위를 TNM으로 나누는 staging은?

① Summary staging

② Dukes

③ Ann Arbor

④ AJCC staging

⑤ Smith/ Skinner

정답 ④

36 carcinoma of lung with peribronchial lymph node metastasis으로 기재된 경우 분류할 수 있는 Summary staging의 범주는?

① in situ

② Localized only

③ regional

④ Distant

⑤ T2, N3, M0

 ③

37 SEER staging에서 code=9로 등록하는 경우가 아닌 것은?

① 적절한 병기 분류에 필요한 충분한 증거가 없을 때

② 사망진단서(Death certificate only case)에서만 등록된 경우

③ 치료과정을 거부

④ local과 distant를 제외한 경우

⑤ 환자의 나이나 금기로 인한 정밀 검사제한이 된 경우

 ④

38 조직이 직접 확장되었거나 림프절에 의해 침입되었는지 명확하지 않을 때 분류할 수 있는 Summary staging의 범주는?

① in situ

② Localized only

③ code=2

④ code=3

⑤ code=5

 • code=3은 림프절에 종양이 자라고 있는 것이다.

 ⑤

39 악성의 특성을 가지고 있으나 조직의 basement membrane을 넘어 침범하거나 stroma에 침입하지 않은 경우 Summary staging의 범주는?

① in situ
② Localized only
③ code=2
④ code=3
⑤ Distant

> **해설** • in situ는 세포 내에서 악성세포가 존재하는 것이다.
> **정답** ①

40 종양이 림프관을 타고 가다가 림프절 속에서 자라기 시작하는 경우 암을 분류할 수 있는 Summary staging의 범주는?

① in situ
② Localized only
③ code=2
④ code=3
⑤ Distant

> **해설** • code=3은 림프절에 종양이 자라고 있는 것이다.
> **정답** ④

41 정밀 검사 전 사망하거나 진단이나 혹은 치료 과정을 거부하여 병기를 알 수 없는 경우에 등록하는 경우 Summary staging의 범주는?

① code=0
② code=1
③ code=4
④ code=9
⑤ code=7

> **정답** ④

42 림프절에 국소적으로 전파되고 수술 가능하지만 완전 절제에 대해서는 불확실한 상태를 나타내는 것은?

① T3, N2, M0   ② T1, N0, M0   ③ T2, N1, M0

④ T4, N3, M+ -   ⑤ T2, N3, M0

해설 • T: Primary Tumor, N-regional lymph node, M-vascular dissemination를 나타낸다.
정답 ③

43 방광암인 경우 사용하는 병기 분류는?

① FIGO Staging   ② Dukes   ③ Ann Arbor

④ Clark level   ⑤ Jewett

정답 ⑤

44 종양이 주변으로 확장이 되거나 림프절에 종양이 자라기 시작한 경우 암을 분류할 수 있는 Summary staging의 범주는?

① in situ   ② Localized only

③ code=2   ④ code=3

⑤ code=4

해설 • code=3은 림프절에 종양이 자라고 있는 것이다.
정답 ③

45 hematopoietic, immuno proliferative으로 기재된 경우 분류할 수 있는 Summary staging의 범주는?

① in situ   ② Localized only

③ code=2   ④ code=3

⑤ Distant

정답 ⑤

46 Summary staging의 범주 중 Regional로 분류할 수 없는 경우가 아닌 것은?

① 암이 원발 부위에서 멀리 떨어진 장기로 퍼짐

② 장기에 한정되어 있다.

③ 조직이 직접적인 확장이나 림프절에 의해 침입되었는지 불명확

④ 장기의 경계선을 벗어나서 침범하지 않음

⑤ 조직의 기저막이나 기질에 침입하지 않았다.

해설 • 분류할 수 없는 경우가 아닌 것은 결국은 분류 가능한 경우를 선택하면 됨
정답 ②

47 다음 중 비 침윤성인 경우에 등록되는 행동 양식은?

① /0

② /1

③ /3

④ /2

⑤ /6

해설 • 상피내 암종을 의미하는 용어는 비침윤성, 비침습성임
정답 ④

48 원발부위와 인접한 조직을 넘어서 다른 새로운 장소에서 자라기 시작하는 경우의 암을 분류할 수 있는 Summary staging의 범주는?

① in situ

② Localized only

③ Regional

④ unknown

⑤ Distant

해설 • Distant(code=7): 암이 원발부위에서 멀리 떨어진 장기로 퍼짐
정답 ⑤

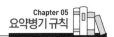

49 장기의 벽 또는 경계를 뚫고 주위 장기 또는 인접한 조직을 직접 침범한 경우 암을 분류할 수 있는 Summary staging의 범주는?

① in situ

② Localized only

③ code=2

④ code=3

⑤ Distant

해설 • code=2는 암이 주변으로 확장된 경우이다.

정답 ③

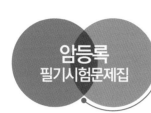
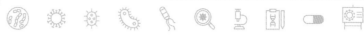
01 암등록 자료의 질점검 항목에 대한 내용으로 틀린 것은?

① Summary staging 분류를 할때 '6', '8'의 값은 불가하다.

② 진단 방법이 8번이라면 사망일 등록을 고려해야 한다.

③ 진단 방법 9번도 사용한다.

④ 치료방법의 등록순서는 surgery, chemotherapy, radiation therapy, immunotherapy, hormone이다.

⑤ 여자이면서 testicular tumors는 코딩할 수 없다.

> **해설** ・진단 방법 9번은 사용하지 않는다.
> **정답** ③

02 암등록 자료의 질점검 항목에 대한 내용으로 틀린 것은?

① 남자이면서 placental tumors는 코딩할 수 없다.

② C40.0 elbow joint는 조직학적 진단명의 behavior code /2를 코딩할 수 있다.

③ C42. 4 hematopoietic는 조직학적 진단명의 behavior code /2를 코딩할 수 없다.

④ C70.0 cerebral meninges는 조직학적 진단명의 behavior code /2를 코딩할 수 없다.

⑤ C72.0 spinal code는 조직학적 진단명의 behavior code /2를 코딩할 수 없다.

> **해설** ・원발부위 뼈 관절연골인 C40._ 코드는 조직학적 진단명의 behavior code /2를 코딩할 수 없다.
> **정답** ②

03 암등록 자료의 질점검 항목에 대한 내용으로 틀린 것은?

① 진단 방법이 7번으로 진단받았으면 원발부위는 C80.9로 코딩할 수 있다.

② 전이암으로 원발부위를 알 수 없는 경우에는 원발부위가 C80.9로 코딩하고 be-havior code /3으로 코딩한다.

③ 조직소견에 대하여 maligant tumor으로 기재된 경우에는 M8000/3으로 코딩한다.

④ 초진년월일이 등록년도보다 20년 앞선 경우는 올 수 없다.

⑤ 원발부위가 C80.9인 경우 진단 방법으로 원발부위의 조직학적 생검은 코딩할 수 없다.

해설 · 진단 방법이 7번으로 진단받았으나 원발부위가 C80.9로 코딩하면 오류이다.
정답 ①

04 중앙 암등록본부에서 자료의 질점검 항목에 대한 내용이 틀린 것은?

① 원발부위가 C80.9이면 원발부위의 조직학적 생검이 올 수 없으므로 생검한 부위는 전이부의 조직학적 검사(6)로 등록한다.

② 진단 방법이 원발부위의 조직학적 생검(7)인데 조직학적 진단명이 M8000/3이라면 세부조직이 없다고 우선 판단해야 한다.

③ 암등록 항목의 입력 날짜들의 시간배열을 확인한다.

④ 초진년월일이 등록년도보다 20년 앞선 경우 맞는지 재 확인한다.

⑤ 주민등록번호, 초진년월일, 사망년월일에 올 수 없는 날이 입력되었는지 확인한다.

해설 · 진단 방법이 원발부위의 조직학적 생검(7)인데 조직학적 진단명이 M800/3이라면 세부 조직이 없는지 확인하고 상세한 조직학적 진단명을 확인할 수 없는 경우에만 판단한다.
정답 ②

05 부인과암 치료가 다른 장기암에 비하여 치료율이 높은 이유로 바르지 않은 것은?

① 해부학적 위치에 따른 이점
② 여성인구의 감소추세
③ 진단 방법의 발달
④ 전이에 대한 이해가 많음
⑤ 효과적인 치료방법의 적용 가능

 ②

06 난소암에 대한 설명이다. 옳지 않은 것은?

① 난소는 엄지손가락 정도의 크기로서 타원형으로 양쪽에 하나씩 존재한다.
② 난소에서 생기는 종양의 80%는 양성이다.
③ 후진국이나 개발도상국 여성에서 발병률이 높다.
④ 난소암이 있다면 유방암에 걸릴 가능성이 3~4배 많아진다.
⑤ 환경이나 식습관과 관련되어 잘 발생한다.

해설 • 난소암은 선진국이나 도시여성에게서 비교적 발생 가능성이 높다.
정답 ③

암등록
필기시험문제집

GMRedu
Global-Medical Record Education

Global-Medical Record Education

보건의료정보관리사 시험 12월 05일

D - 5 8

Global-Medical Record Education

모든사람을 소중하게 생각하는 GMRedu
행복한 미래의 문을 여러분과 함께 열어갑니다.

≫ 무료상담신청

공지사항   MORE

- 2020년 국시원 원서접수...   2020.09.01
- 수강생들의 실무와 질병...   2020.08.04
- 2020년 국시문제집   2020.07.14
- 수강생들의 의무기록 실...   2020.07.11
- 수강생들의 질병분류,암...   2020.06.24
- 코로나-19 한국표준질병...   2020.05.08
- 수강생들의 암등록 문의...   2020.05.05
- 의료법 동영상   2020.04.28
- 수강생들의 질병분류 질...   2020.04.24
- 대학교 인증에 대하여 ...   2020.01.16

공지사항 (수강생전용)   MORE

- 실무와 질병분류 질문과...   2020.08.04
- 의무기록실무 질문모음입...   2020.07.11
- 의료행위질문모음   2020.06.24
- 실무 질문모음1   2020.06.24
- 암등록 질문모음 2   2020.06.24
- 질병분류 세번째...   2020.05.08
- 코로나-19 한국표준질병...   2020.05.08
- 암등록 질문모음 1   2020.05.05
- 수강생들의 질병분류 두...   2020.05.05
- 수강생들의 질병분류 첫...   2020.04.24

샘플강의 | GMR 갤러리 | GMR 소식

Medical Education
GMRedu 샘플강의를
들으실 수 있는 공간입니다.
자세히 보기

GMRedu 합격수기   GMRedu 수험후기

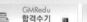

동국대학교병원
dongguk university hospital

DONGSUNG
PHARMACEUTICALS

연세대학교 의과대학
YONSEI UNIVERSITY COLLEGE OF MEDICINE

고려대학교의료원
KOREA UNIVERSITY MEDICAL CENTER

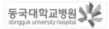

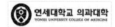

GMRedu
Global-Medical Record Education

about GMRedu
Global-Medical Record Education

모든사람을 소중하게 생각하는 GMRedu
행복한 미래의 문을 여러분과 함께 열어갑니다.

- GMRedu 소개
- GMRedu vision
- GMRedu 전문인
- GMRedu 교육내용
- **GMRedu 오시는 길**

GMRedu 합격수기

GMRedu 수험후기

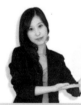

참! 좋은 은행
IBK 기업은행
예금주 : 지엠알에듀(주)
488-052145-011-013

상담전화
070-4335-1358

HOME > GMRedu소개 > GMRedu오시는 길

`GMRedu 오시는 길

[지도]

경희키즈풀
기아자동차 · 롯데하이마트 · LG베스트샵
병점지하차도
교차로
외환은행 · 삼성디지털프라자 비전빌딩
병점초등학교   지엠알에듀
화남아파트
사거리
메트로플라자
병점역 2 1

지하철 이용

🚇 1호선 병점역
  - 1번 출구 도보 10분

버스 이용

🚌 시내버스 : 5-1, 7, 8, 34, 34-1, 710
  - 병점화남아파트앞

시외버스 : 1550-1, 8501
  - 병점화남아파트앞

마을버스 : 11-2, 11-3, 27, 27-2,
35, 35-2, 55
  - 병점화남아파트앞

지엠알에듀
경기도 화성시 효행로 990 비전월드 빌딩 107호
Tel : 070-4335-1358 FAX : 02-3143-0321

김 정 임

- 연세대학교 보건과학과 학사
- 연세대학교 보건대학원 보건행정과 석사
- 1999~2011년 ㈜메디컬익스프레스 총괄이사 역임
- 2011~2018년 ㈜신장기술연구소 대표이사

- 2012년 이지리서치 연구소장
- 2006년 ~ 現 겸임교수 역임
- 現 대한병원코디네이터 이사
- 現 의무기록사 학원 지엠알에듀 원장

[주요 경력]

- 1994년 OCS 기획 및 출시
- 1995년 ~ 2000년 GIS Project 기획 & 설계(도시철도공사, 한국전력, 하나로통신)
- 1999년 인체 해부, 신약, 유전 프로젝트
- 2000년 처방전달시스템 기획 및 설계
- ASP EMR DoctorsChart 기획, 설계 및 출시
- 신장내과 ASP EMR DoctorsChart system 기획, 설계 및 출시
- 2002년 일본 동경의학박람회 EMR Chart 기획 및 설계(일본수가 적용)
- ASP EMR DoctorsChart을 이용한 청구교육(한국 EDI 산업협회)
- 타니타 체지방 비만 Body Manager 기획, 설계 및 출시
- 2006년 의무기록사 학원 지엠알에듀(www.GMRedu.co.kr) 기획 및 운영
- 2010년 국제학술대회 "The Utilization of waste seashell for H2S removal" 발표
- "혈액투석환자에서 건강관련 삶의 질과 임상적 요인사이의 연관성 연구" 발표
- 2012년 기업 및 개인 리서치 이지리서치(www.easyresearch.co.kr) 기획 및 운영
- 2013년 가장쉬운 해부병리학 출간(군자출판사)
- 2014년~2019년 의무기록사 실전모의고사 문제집 출간(군자출판사)
- 2014년 질병 분류 출간(군자출판사)
- 2020년 보건의료정보관리사 문제집(군자출판사)
- 2020년 10월 25일 보건의료정보관리학 문제집(한올출판사)
- 2021년 5월 15일 질병분류 필기시험 문제집(한올출판사)
- 2021년 6월 의학용어 필기시험 문제집(한올출판사)

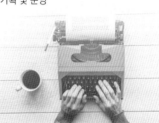

암등록 필기시험 문제집

초판 1쇄 인쇄 2021년 7월 10일
초판 1쇄 발행 2021년 7월 15일

저 자	김 정 임
펴낸이	임 순 재
펴낸곳	(주)한올출판사
등 록	제11 - 403호
주 소	서울시 마포구 모래내로 83(성산동 한올빌딩 3층)
전 화	(02) 376 - 4298(대표)
팩 스	(02) 302 - 8073
홈페이지	www.hanol.co.kr
e - 메일	hanol@hanol.co.kr
ISBN	979-11-6647-090-5

암등록
필기시험문제집